Sven-David Müller
Christiane Weißenberger

Ernährungsratgeber Untergewicht – Genießen erlaubt!

Sven-David Müller
Christiane Weißenberger

Ernährungsratgeber Untergewicht – Genießen erlaubt!

Unter Mitarbeit von Kathrin Scholl
und Almut Carlitscheck

schlütersche

Bibliografische Information der Deutschen Nationalbibliothek

Die Deutsche Nationalbibliothek verzeichnet diese Publikation in der Deutschen Nationalbibliografie; detaillierte bibliografische Daten sind im Internet über http://dnb.ddb.de abrufbar.

ISBN 978-3-89993-571-4

Anschrift der Autoren:
Sven-David Müller
Kathrin Scholl
Almut Carlitscheck
c/o Sven-David Müller
Wielandstraße 3
10625 Berlin
E-Mail: diaetmueller@web.de

Christiane Weißenberger
Lärchenstraße 15
97440 Werneck
E-Mail: Christiane.Weissenberger@Weissenberger-finanz.de

Fotos:
fotolia.com: Liv Friis-larsen vordere Umschlagklappe (innen), hintere Umschlagklappe (innen), 47, 121, Lucky Dragon 6, 49 (unten), 86, Piroschka 9, Arestov Andrew 11, Monkey Business 13, 19, Sven Hoppe 14, Tootles 17, Sergey 21, Content Factory 25, Andrejs Pidjass 27, Gabrieldome 29, Mario 31, Lucky Dragon 33, Torsten Schon 35, 45, 55, Lisa F. Young 36, sashagala 38, Pawel Strykowski 39, Thomas Weitzel 40, matka_Wariatka 43, Richard Griffin 48 (oben), Maja Tee 48, arnowssr 29 (oben), Andreas Franke 53, ExQuisine 54, 113, Tomboy 56, 65, 82, Fabian Rothe, 57, Oswald Kunstmann 58, Carmen Steiner 59, Fanfo 61, juri semjonow 62, p!xel_66 68, ZTS 70, Jordi Farres 71, ostromec 73, Devation.nl 87, Food 88, Mellimage 91, Anette Linnea Rasmussen 95, wildman 96, William Higgins 98, Sabine Luxem 102 (oben), Edyta Pawlowska 106, volff 107 Iosif Szasz-Fabian 120
Ingo Wandmacher: Titelfoto, 46, 50 (oben), 51, 52, 60, 63, 64, 67, 69, 72, 74, 75, 79, 80, 81, 83, 85, 89, 92, 93, 97, 99, 101, 102, 103, 104, 105, 106, 107, 108, 115, 116, 117, 118, 119, 123,
MEV: 23, 37, 50 (unten), 66, 77, 78, 90, 94, 122
Panthermedia: Titelfotos

Abkürzungen:

EL	=	Esslöffel	kcal	=	Kilokalorien
g	=	Gramm	kg	=	Kilogramm
geh.	=	gehackt	kJ	=	Kilojoule (4,18 Kilojoule = 1 Kilokalorie)
gem.	=	gemahlen	mg	=	Milligramm
getr.	=	getrocknet	ml	=	Milliliter
ger.	=	gerieben	TL	=	Teelöffel

Gestaltung: Schlütersche Verlagsgesellschaft mbH & Co. KG
Satz: Die Feder GmbH, Wetzlar
Druck und Bindung: Offizin Andersen Nexö Leipzig GmbH

Inhalt

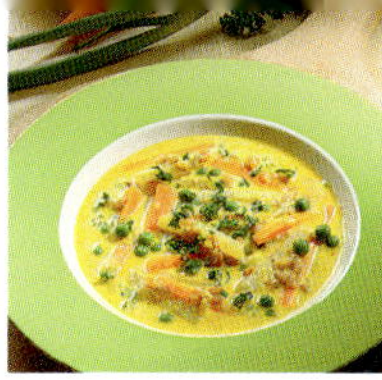

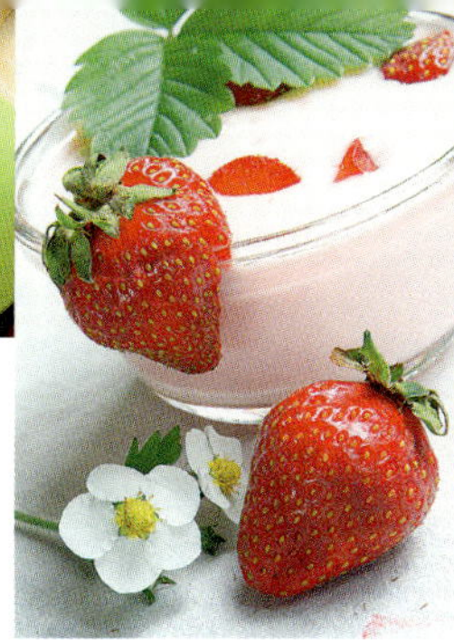

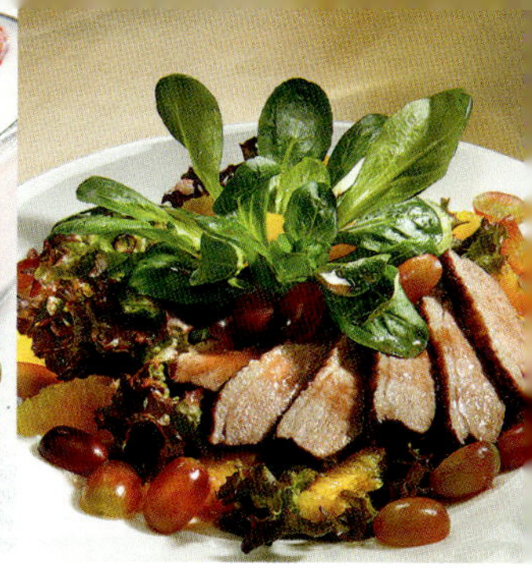

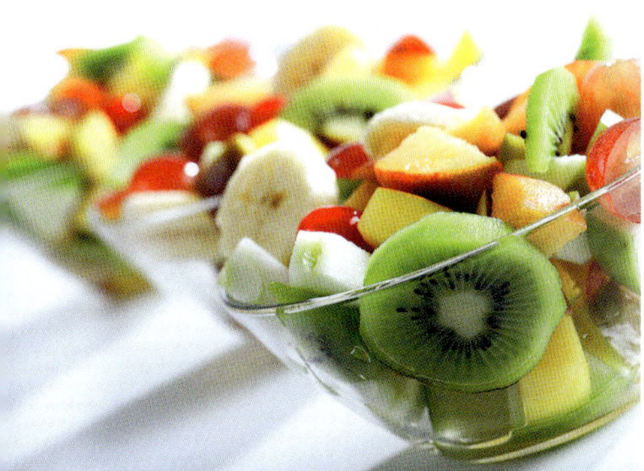

▶▶

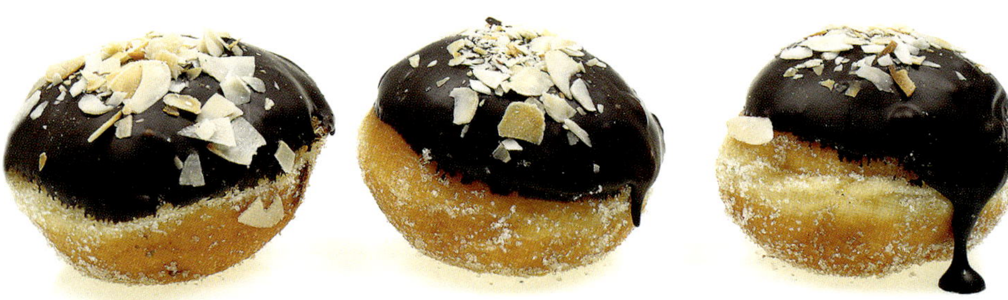

Vorwort

Liebe Leserin, lieber Leser,

das Problem des Untergewichts gibt es in der Öffentlichkeit praktisch nicht, und so haben es viele Dünne schwer, ernst genommen zu werden.

Mit unserem Buch „Ernährungsratgeber Untergewicht" haben wir die Themen Untergewicht, Mangelernährung und Zunehmen neu erschlossen. Wir geben praktische Hinweise, wie Sie an Gewicht zulegen können und was Ihrem Körper gut tut. Außerdem klären wir über die Ursachen des Untergewichts, der Mangelernährung und der Auszehrung auf. Oft führen Erkrankungen dazu, dass Menschen abnehmen. Aber es gibt auch Menschen, die weder unter körperlichen noch seelischen Krankheiten leiden und die trotzdem oft über Jahre und Jahrzehnte zunehmen möchten und dies einfach nicht schaffen.

Mit dem Ratschlag: „Dann essen Sie doch mehr!" ist es nicht getan. Solche lapidaren Empfehlungen bekommen Untergewichtige oft von ihren Angehörigen oder auch vom Arzt. Aber so einfach ist es nicht, Gewicht aufzubauen, wenn der Körper nicht auf hamstern gepolt ist oder eine Krankheit, die reichlich Energie verbraucht, dagegen arbeitet. Gerade Krebskranke haben oft große Probleme mit dem Gewicht. Sie nehmen kontinuierlich ab und fühlen sich immer schlechter. Lassen Sie sich aber nicht entmutigen und stellen Sie Ihre Ernährung auf kalorienreich, aber gesund um. Dann klappt es auch mit der Gewichtszunahme.

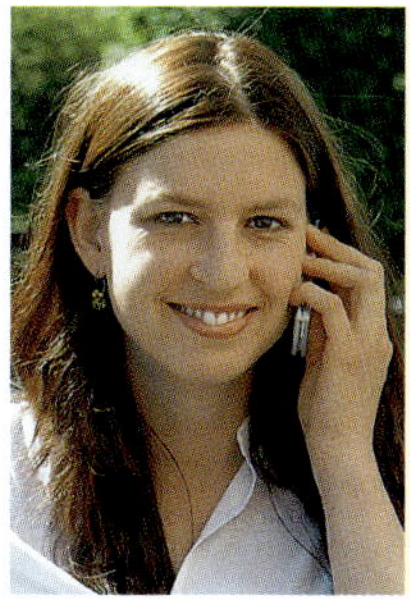

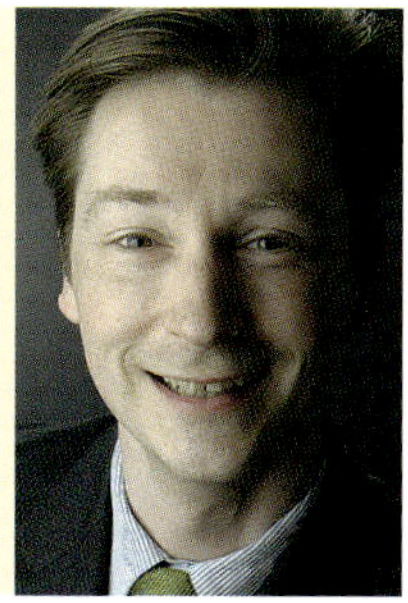

Besonders herzlich danken wir an dieser Stelle den vielen Kolleginnen und Kollegen, die uns bei der Erstellung dieses Buches unterstützt haben.

Viel Erfolg und guten Appetit wünschen Ihnen

Christiane Weißenberger
Diätassistentin/Diabetesassistentin

Sven-David Müller
Diätassistent/Diabetesberater

Einführung

Viele Menschen in Deutschland leiden unter Untergewicht, und mehr noch sind von Mangelernährung betroffen. Der Gesundheitssurvey des Robert-Koch-Institutes in Berlin ergab, dass zwischen 1,9 und 6,8 Prozent der Menschen in Deutschland zu wenig wiegen. Ihr Body-Mass-Index liegt unterhalb der empfohlenen Grenze. Etwa zwei Millionen Menschen in Deutschland sind nach einer Untersuchung des statistischen Bundesamtes in Wiesbaden so leicht, dass der Arzt bei ihnen eine Mangelernährung mit starkem Untergewicht diagnostiziert.

Aber die Probleme Untergewicht und Mangelernährung spielen in der Öffentlichkeit nur eine untergeordnete Rolle. Viele „dünne" Menschen werden gar um ihre Figur beneidet. Dabei ist es weder gesund noch schön, so mager zu sein. Und es ist nicht lustig, wenn die Hosen ständig zu weit werden oder man als Erwachsener in der Kinderabteilung Kleidung kaufen muss.

Viele Untergewichtige kämpfen jahre- oder jahrzehntelang gegen ihr niedriges Gewicht und können Sprüche wie: „Warte nur ab, mit 40 oder 50 nimmst auch du zu!" nicht mehr hören. Oft kennen sie es schon von ihren Eltern, denn auch sie oder zumindest ein Elternteil war dünn.

Untergewicht entsteht nicht nur durch Krankheiten. Es gibt in Deutschland viele Menschen, die schlechte Futterverwerter sind und denen die „Hamstergene", die mehr als die Hälfte der Bevölkerung in Deutschland dick machen,

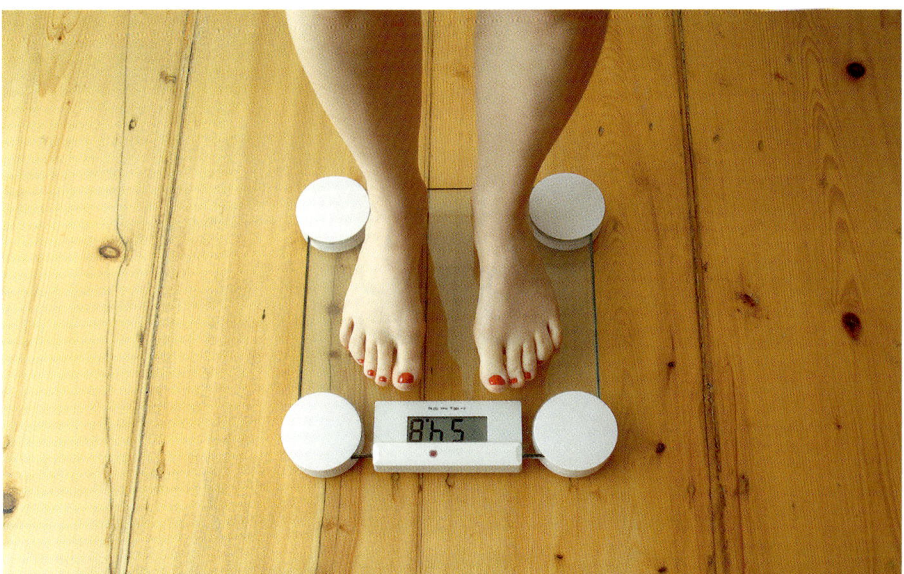

einfach fehlen. Zudem verbrauchen bei diesen Menschen bestimmte Stoffwechselvorgänge viel Energie und erschweren eine Gewichtszunahme zusätzlich.

Aber auch psychische und physische Krankheiten können zu Untergewicht führen, was wiederum oft eine Abwehrschwäche nach sich zieht. In vielen Altenheimen leben Menschen, die allein das Untergewicht so schwach macht, dass sie nicht mehr so wie früher am Leben teilnehmen können. Auch schwere Krankheiten wie Krebs können zur Gewichtsabnahme, Auszehrung, Mangelernährung und Untergewicht führen. Das sind die sogenannten konsumierenden Erkrankungen. Gerade für Krebspatienten ist ein optimaler Ernährungsstatus besonders wichtig.

Auch wenn ständig und überall über die Folgen des Übergewichts berichtet wird, ist Untergewicht akut gefährlicher als Übergewicht. Während Übergewicht erst über Jahre und oftmals Jahrzehnte den Organismus schädigt, führt Untergewicht sehr schnell zu massiven Gesundheitsstörungen. Untergewicht ist sogar rasch tödlich.

Neben dem Untergewicht gibt es aber auch die Mangelernährung, die nicht automatisch mit einem niedrigen Gewicht einhergehen muss. Viele Menschen in Deutschland sind einfach schlecht ernährt und gönnen sich zu wenige gute Lebensmittel. Dadurch versorgen sie ihren Körper nicht optimal, und das rächt sich, denn der Organismus ist auf eine bedarfsgerechte Ernährungsweise angewiesen: Denn viele Inhaltsstoffe kann unser Körper nicht selbst produzieren, und für die meisten Substanzen gibt es keine Speicher.

Was heißt Untergewicht?

Untergewicht beginnt da, wo das Normalgewicht endet, d. h. Untergewicht liegt vor, wenn ein Mensch (deutlich) weniger wiegt, als es der Norm entspricht. Heute wird das Gewicht anhand des Body-Mass-Index (BMI) bewertet. Ein niedriger BMI heißt also Untergewicht, ein hoher Übergewicht. Als untergewichtig gelten Menschen, deren Verminderung des Körpergewichtes durch eine über das Normalmaß hinausgehende Verringerung der Körpermasse, insbesondere der Muskulatur bedingt ist. Der BMI berechnet sich mit dem Quotienten aus dem Körpergewicht in Kilogramm und der Körperlänge in Metern im Quadrat. Nach der Definition der Weltgesundheitsorganisation (WHO) gilt als untergewichtig, wer einen BMI von weniger als 18,5 aufweist. Der Normalbereich liegt zwischen BMI 18,5 und 24,9 kg/m^2.

$$\text{BMI} = \frac{\text{Körpergewicht [kg]}}{\text{Körperlänge [m]} \times \text{Körperlänge [m]}}$$

Beispiel:
Wiegt eine Person 58 Kilogramm und ist 1,79 Meter groß, ist ihr BMI 18,1 (1,79 x 1,79 = 3,2; 58 : 3,2 = 18,1 kg/m^2), und sie ist damit leicht untergewichtig.

Nicht nur das Gesamtkörpergewicht ist wichtig, sondern auch die Körperzusammensetzung. Unser Körper setzt sich aus Wasser, Mager- und Fettmasse zusammen, die Magermasse besteht insbesondere aus Muskulatur, die als stoffwechselaktiver Bestandteil möglichst erhalten

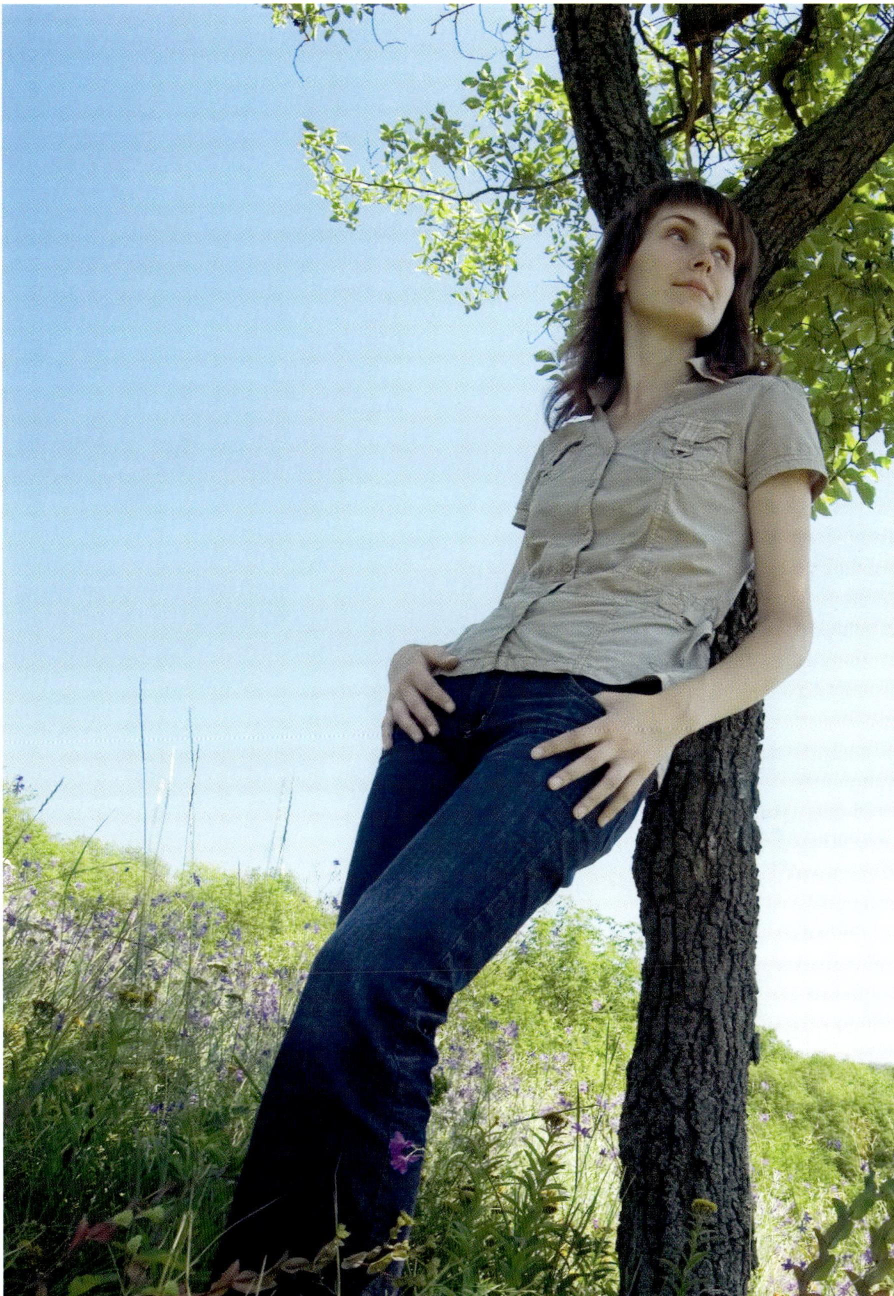

bleiben sollte. Die Körperzusammensetzung kann zuverlässig mit Körperfettwaagen berechnet werden. Gerade Menschen, die ungewollt abnehmen, sollten regelmäßig etwa alle vier Wochen ihre Körperzusammensetzung bestimmen lassen. Das ist wichtig, um festzustellen, ob sie Magermasse verlieren. Das sollte möglichst nicht geschehen. In diesem Falle ist eine erhöhte Proteinzufuhr notwendig.

Wie es zu Untergewicht kommt

Untergewicht ist der Ausdruck eines Energiemangels. Der Körper verbraucht mehr Energie, als er bekommt: Er baut Gewicht ab, um seinen Energiebedarf zu decken.

Der menschliche Stoffwechsel ist kompliziert und funktioniert bei jedem etwas anders. Es gibt gute und schlechte Futterverwerter, das ist in den Genen festgelegt. Schlanke und insbesondere dünne Menschen gehören oft zu den schlechten Futterverwertern: Sie nehmen schwer zu und können oftmals relativ viel essen, ohne dick zu werden. Auch ist bei schlanken Menschen oftmals die Wärmeproduktion – insbesondere nach den Mahlzeiten – erhöht.

Wer ohne Grund innerhalb von ein bis zwei Wochen mehr als zwei Kilogramm abnimmt, sollte einen Arzt aufsuchen. Denn auch Krankheiten – wie chronisch-entzündlich Darmerkrankungen – können den Energieverbrauch deutlich erhöhen, und zwar aufgrund von entzündlichen Reaktionen oder verstärkten Stoffwechselprozessen. Dieser steigt auch bei Fieber, Verbrennungen oder vermehrter Atemarbeit – beispielsweise bei chronisch-obstruktiven Lungenerkrankungen (COPD) oder Mukoviszidose – an. Sogenannte konsumierende Krankheiten verbrauchen direkt Energie. Dazu gehören insbesondere die Krebserkrankungen.

Auch Essstörungen wie Magersucht können zu Untergewicht führen. Die Darstellung von dünnsten Models ist sicher nicht der Hauptgrund für die immer größer werdende Zahl essgestörter Mädchen und junger Frauen. Trotzdem verschiebt sich das Schönheitsideal in der westlichen Welt immer mehr in Richtung Auszehrung und Untergewicht. Ein ausgezehrter Körper kann Krankheiten nicht trotzen. Eine der schönsten Frauen überhaupt hatte Kleidergröße 44 – es war Marilyn Monroe! Und die würden wir heute doch sicher nicht als dick ansehen – oder etwa doch?

Im Alter besser etwas dicker!

Wissenschaftliche Studien haben zeigt, dass es ab einem Alter von 60 Jahren gut ist, etwas mehr auf den Rippen zu haben. Damit ist nicht gemeint, dass dicke Menschen älter werden oder weniger unter Krankheiten leiden, im Gegenteil. Aber zu dünn sollten ältere Menschen auch nicht sein, sondern eher etwas füllig. Denn dünne Senioren leiden unter mehr Krankheiten und leben kürzer als normalgewichtige oder leicht übergewichtige. Senioren essen oft zu wenig und werden dadurch immer schwächer.

Hauptursache für Fehlernährung bei älteren Menschen sind altersbedingte Veränderungen und Funktionseinschränkungen der Organe: Mit der organischen Leistungsfähigkeit nimmt auch die Bioverfügbarkeit (= Verwertbarkeit) der Nährstoffe ab. Gleichzeitig bleibt jedoch der Bedarf an Eiweiß und essenziellen

Mikronährstoffen bei sinkendem Energiebedarf gleich. An erster Stelle dieser Veränderungen steht die nachlassende Fähigkeit, die Nahrung richtig zu verdauen, die Verdauungssäfte und -enzyme werden nicht mehr genügend produziert bzw. deren Wirksamkeit lässt nach. Ebenso ist die Darmbewegung eingeschränkt. Zudem nehmen Geschmacks- und Geruchsempfinden sowie das Appetitgefühl bei betagten Menschen ab. Kau- und Schluckbeschwerden führen zu einer Abnahme der Ballaststoffzufuhr und des Nahrungsmittelspektrums, was zu einer geringeren Aufnahme an Mikronährstoffen führt. Diese Alterungsprozesse stellen besondere Anforderungen an die Ernährung der Senioren.

Am häufigsten leiden Senioren unter folgenden Symptomen der Mangelernährung:

- Über- oder Untergewicht,
- Mangel an Eiweiß,
- Mangel an Mineralstoffen (Kalzium, Eisen, Zink, Folsäure),
- Mangel an Vitaminen (C, D, B_1, B_2, B_6, B_{12}),
- Salzmangel,
- Flüssigkeitsmangel,
- Mangel an Ballaststoffen.

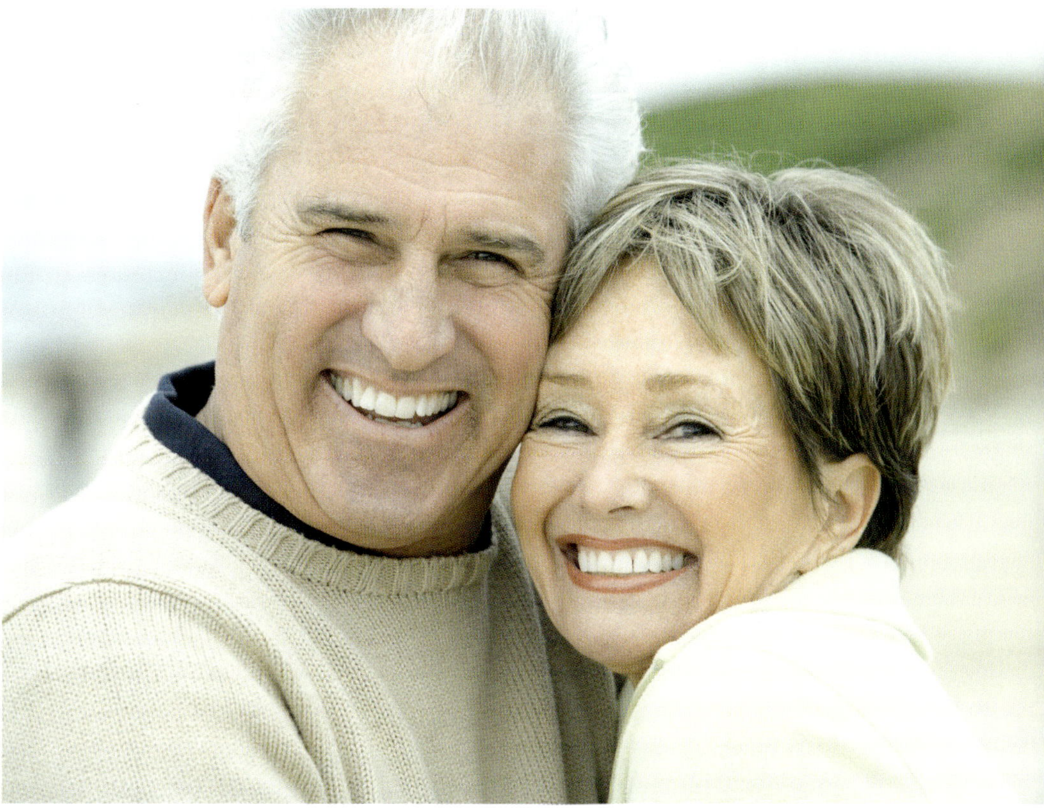

Viele Kinder und Jugendliche sind untergewichtig

Auch wenn die Zahl der übergewichtigen und fettsüchtigen Kinder und Jugendlichen Deutschland ständig steigt, gibt es doch viele untergewichtige Kinder und Jugendliche. Und nicht alle von ihnen sind magersüchtig oder leiden an anderen Essstörungen. Auch Erkrankungen – insbesondere chronisch-entzündliche Darmerkrankungen, Zöliakie (Sprue) und Mukoviszidose – führen bei Kindern und Jugendlichen zu einem gefährlich niedrigen Gewicht. Die Gewichtsabnahme ist bei Mukoviszidose in erster Linie auf die erhöhte Atemarbeit und die verminderte Verdauungsleistung zurückzuführen.

Wenn Kinder oder Jugendliche ungewollt abnehmen, sollte sofort der Arzt aufgesucht werden!

Volkskrankheit Mangelernährung

Mangelernährung ist relativ weit verbreitet in Deutschland. Diese muss nicht zwangsläufig mit einem niedrigen Gewicht einhergehen. Mangelernährung heißt, dass der Körper von einem, mehreren oder allen Nahrungsinhaltsstoffen, die er lebensnotwendig benötigt, zu wenig erhält und dadurch die Bestände im Körper verringert. Daher können auch Übergewichtige unter Mangelernährung leiden. Denn, wer den Körper unzureichend mit Jod versorgt oder zu wenig Zink aufnimmt, muss natürlich nicht gleichzeitig untergewichtig sein.

Die vom Deutschen Institut für Ernährungsmedizin durchgeführte Untersuchung „Vitaminmangel in Deutschland“

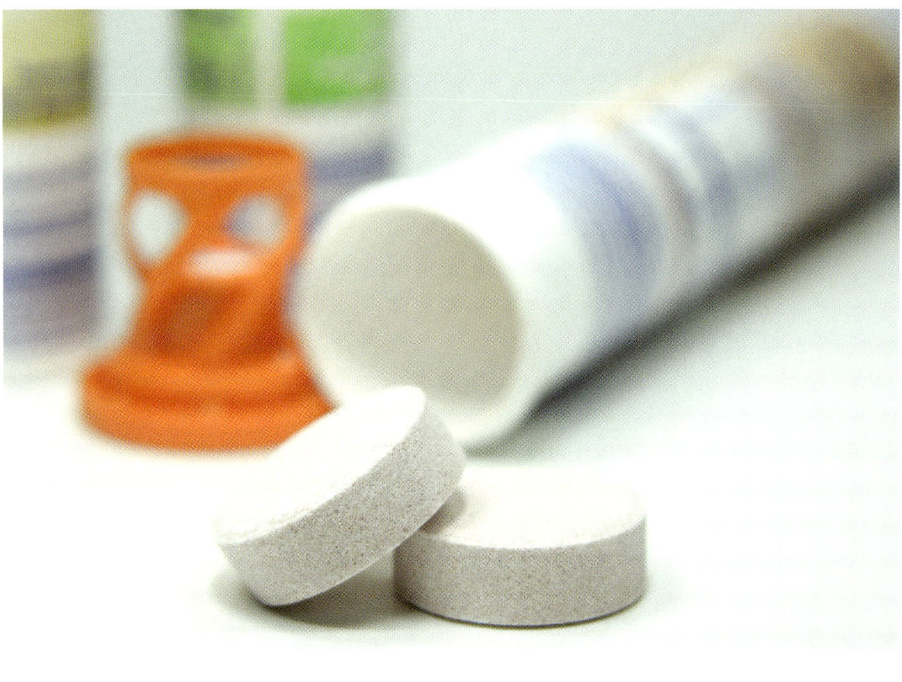

zeigt, dass alle Bevölkerungsgruppen und Altersklassen in Deutschland unter einem mehr oder weniger ausgeprägten Vitaminmangel leiden. In der gesamten Bevölkerung sind die Vitamine Folsäure und Vitamin D in der Zufuhr mangelhaft, und auch die Versorgung mit Vitamin E ist oft unzureichend. Nur bei den Vitaminen A, B_3, B_{12} und C (bei Männern) liegt die Zufuhr im Bereich der Zufuhrempfehlungen.

Vitamin- und Mineralstoffmangel lassen sich durch eine Blutuntersuchung beim Arzt nachweisen. Bei einem zu niedrigen Gewicht sollte über sechs bis acht Wochen ein Multivitamin-Mineralstoff-Präparat aus der Apotheke, der Drogerie oder dem Reformhaus eingenommen werden. Es sollte alle Vitamine und Mineralstoffe, die lebenswichtig sind, enthalten.

Viele Menschen in Deutschland leiden unter Zinkmangel. Das macht sich beispielsweise in Haarausfall, brüchigen Fingernägeln, Abwehrschwäche, erhöhten Blutzuckerwerten und Entzündungen bemerkbar. Es ist sinnvoll, täglich 15 bis 30 mg Zink als Kapsel einzunehmen. Besonders gut wirksam ist die Verbindung Zinkhistidin. Veränderungen der Geruchs- und Geschmackswahrnehmung sind oft auf einen Zinkmangel zurückzuführen.

Ursachen der Mangelernährung

Die Gründe für eine Mangelernährung und das Untergewicht sind vielfältig. Einige Menschen essen einfach zu wenig, weil sie unter Appetitlosigkeit, Übelkeit oder Schmerzen leiden. Auch bei einer

Kreislauf der Mangelernährung

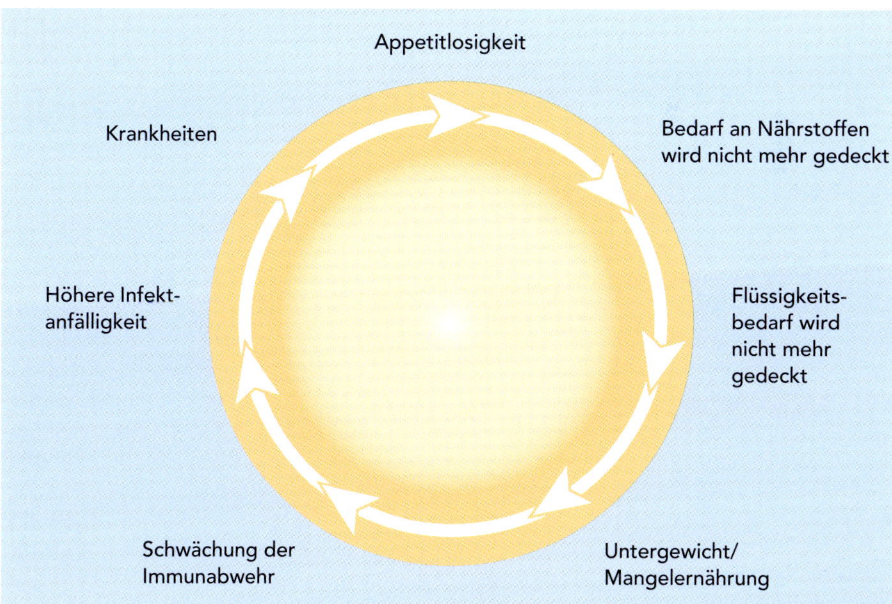

sehr einseitigen Ernährungsweise (z. B. streng vegetarisch), Crashdiäten oder (Heil-)Fasten kann es sein, dass der Körper nicht mit allen notwendigen Nährstoffen versorgt wird.

Der Körperumsatz und Nährstoffverbrauch ist beispielsweise bei einer Schilddrüsenüberfunktion oder auch bei übermäßiger körperlicher Aktivität und in der Schwangerschaft gesteigert. Resorptionsstörungen, die durch Darmoperationen, durch Medikamente oder Strahlen- bzw. Chemotherapie bedingt sind, können ebenfalls zur Mangelernährung führen, ebenso Nahrungsunverträglichkeiten oder Erkrankungen der inneren Organe wie Darm, Gallenblase etc.

Psychische Probleme gehen oft mit Essstörungen einher, z. B. der Anorexia nervosa (Magersucht) oder Bulimia nervosa (Ess-Brech-Sucht).

Hinzu kommt: Übergewichtige Menschen unterschätzen oftmals ihre Nahrungsaufnahme, während Untergewichtige diese überschätzen. Daher sollten auch Untergewichtige ein Ernährungsprotokoll führen, in das sie alles eintragen, was sie essen und trinken. Auch ist der Erwerb einer Kalorientabelle (siehe auch Buchtipps s. S. 124) sinnvoll.

Folgen der Mangelernährung

Mangelernährung und Untergewicht sind für den Körper schlecht. Aus ihnen kann ein wahrer Teufelskreis aus Krankheiten, Appetitlosigkeit, Mangelernährung, Schwächung der Immunabwehr mit höherer Infektanfälligkeit und Verschlechterung des Gesundheitszustands entstehen.

Die Folgen von Mangelernährung sind:

- allgemeine Schwäche,
- Gewichtsverlust,
- Muskelschwäche,
- Wundheilungsstörungen,
- Infektanfälligkeit,
- Hautveränderungen,
- Osteoporose (Knochenbrüchigkeit),
- Verwirrtheit.

Sonderfall Essstörungen – Ursache von Untergewicht und Mangelernährung

Bei Essstörungen handelt es sich um eine Verhaltensstörung. Dazu gehören Magersucht (Anorexia nervosa), Fress-Brech-Sucht (Bulimia nervosa), periodische Fressanfälle (Binge Eating Disorder), aber auch Übergewicht. Alle Essstörungen können mit Mangelernährung einhergehen.

Bei **Magersucht** ist massives Untergewicht immer gegeben. Ein gesunder, angemessener Umgang mit allem, was die Nahrungsaufnahme und -verarbeitung betrifft, ist gestört. Das Thema Essen steht im täglichen Mittelpunkt der Aufmerksamkeit. Essen wird dabei nicht als Genuss oder notwendige und natürliche Handlung erlebt. Vielmehr geht es Essgestörten darum, ihre Nahrungsaufnahme zu kontrollieren – oft nach strengen Ritualen, die häufig einen zwanghaften Charakter annehmen. Der Betroffene beschäftigt sich andauernd mit der Frage, was er wann und in welchen Mengen essen kann oder lieber nicht, wie er aufgenommene Kalorien wieder loswerden kann und wie er dies möglichst so tut, dass sein Verhalten nicht negativ auffällt.

Meist ist die Balance zwischen Kalorienzufuhr und -verbrauch stark unausgewogen. Bei zu wenigen Kalorien werden durch hohe körperliche Aktivität zu viele Kalorien verbrannt. Gesundheitsschäden sind dabei die logische Folge.

An **Bulimie** Erkrankte haben oft starke Mangelerscheinungen, sind aber meist normalgewichtig oder nur wenig untergewichtig. Jedoch führen sie ihrem Körper recht einseitige Nahrung zu und verhindern so eine ausgewogene Ernährung.

Das Grundbedürfnis Essen ist für Essgestörte eine tägliche Last, eine Qual. Es zu besiegen, bedeutet oftmals ein großer Sieg.

Viele tausend Menschen in Deutschland leiden unter massiven Essstörungen, die in erster Linie einer psychologischen Therapie bedürfen. Aber natürlich benötigen unterernährte Magersüchte oder mangelernährte Bulimiker auch eine angepasste Ernährungstherapie. Untergewichtige müssen oftmals über eine Sonde mit Astronautenkost versorgt werden. Denn die Psychotherapie kann erst erfolgen, wenn das Gewicht nicht mehr lebensbedrohlich ist.

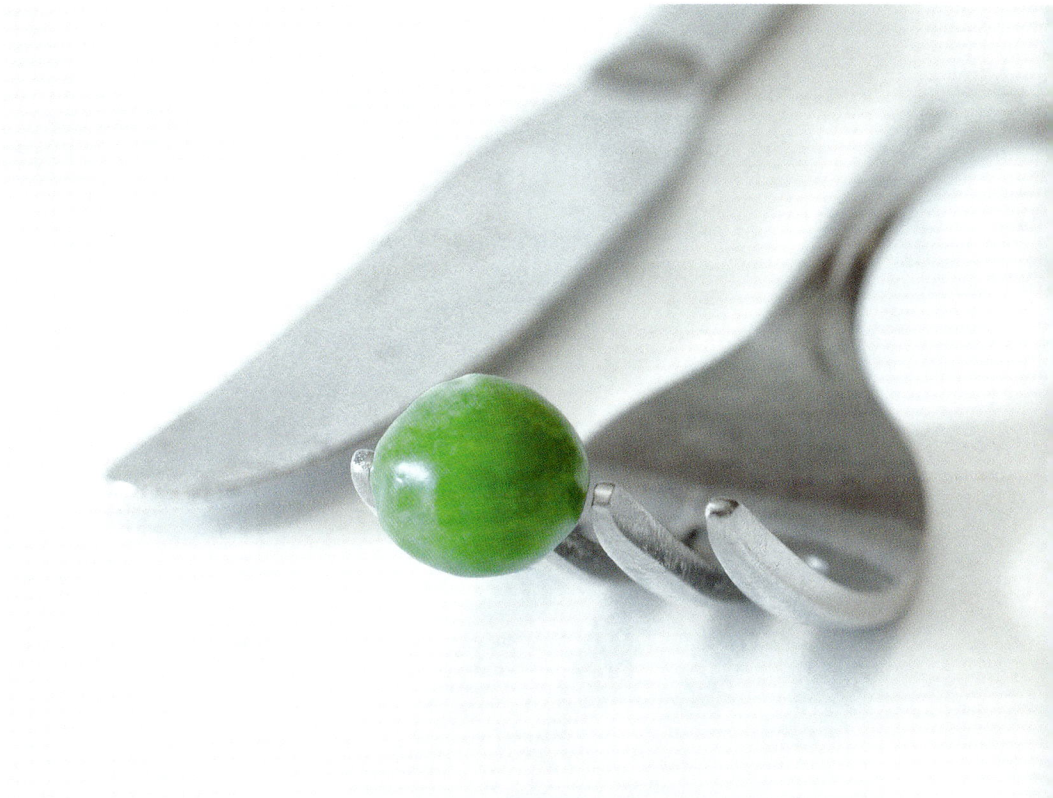

Ursachen von Magersucht und Bulimie

Übertriebene Vorstellungen von der ersehnten Traumfigur führen leicht zu einem gestörten Essverhalten. Besonders Mädchen, zunehmend aber auch junge Männer, zu Beginn der Pubertät sind gefährdet.

Die Gefahr bei Bulimie liegt darin, dass mit dem Erbrechen der Speisen das Gewicht gut in den Griff zu bekommen ist. Anfangs merken selbst vertraute Personen nichts von diesem Vorgehen. Die Bulimiekranken versuchen, alle Probleme mit sich selbst auszumachen.

Betroffene einer Anorexia nervosa empfinden ein hohes Pflicht- und Verantwortungsgefühl ihren Familien gegenüber. Ihre Energie gehört anderen. Das geht nur auf Kosten ihrer eigenen Ziele, ihrer eigene Sinnsuche, ihrer Individualität und ihrer eigenen Entwicklung. Mangelndes Selbstwertgefühl ist die Folge, was sie versuchen, durch hohe Leistungsbereitschaft zu kompensieren. Ihre Magersucht scheint der perfekte Ausweg zu sein. Ihre Sucht gibt ihnen den Lebenssinn, den sie anderswo nicht finden. Auf diese Weise spüren sie ihre eigene Macht und Stärke.

Selbst gesundheitliche Schäden werden nicht als solche wahrgenommen und nicht auf ihr eigenes Verhalten zurückgeführt. Erst wenn das Leiden durch die Krankheit für den Betroffenen selbst spürbar ist und der Druck der Krankheit über das aushaltbare Maß hinausgeht, können Betroffene selbst aktiv werden und sich ihrer Krankheit stellen.

Bei Bulimikern vereint sich der Wunsch nach perfektem Äußeren mit dem Unvermögen, die eigenen Wünsche auszudrücken, sich dem Wunsch und den Vorstellungen anderer zu widersetzen und auch einmal Nein zu sagen. Das gestörte Essverhalten schafft ein Ventil, um diesen immensen Druck auszugleichen.

Behandlung von Essstörungen – Essverhalten lernen

Voraussetzung für eine Genesung ist die Krankheitseinsicht und eine psychotherapeutische Behandlung der Sucht, eine Auseinandersetzung mit der eigenen Geschichte, mit Ursachen und Folgen der Krankheit. Ohne die Ursachen zu behandeln, werden sich die Krankheitssymptome nicht mindern lassen. Wichtig ist es, herauszufinden, welche Aufgabe die Essstörung im Leben des Betroffenen erfüllt. Welche Funktion hat die Sucht? Was versucht der Betroffene durch das Suchtverhalten zu kompensieren? Erst wenn das mit Hilfe einer Psychotherapie klar herausgearbeitet wurde, können alternative Verhaltensweisen gefunden und eingeübt werden.

Sicher ist die Ernährungstherapie ein bedeutsamer und unerlässlicher Schritt. Ein gesundes Essverhalten ist häufig gänzlich verlernt und muss nun schrittweise wieder neu erlernt werden. Das beginnt bei der Wahrnehmung des eigenen Hunger- und Sättigungsgefühls, geht über die angemessene Einschätzung über Menge und Art der Nahrung bis zum gesunden Einkaufen und Zubereiten der Mahlzeiten. Dass Essen auch Genuss und ein Gemeinschaftserlebnis bedeuten kann, muss erst wieder neu entdeckt werden. Ebenso zählt ein angemessener Umgang mit Sport und körperlicher Aktivität zur Therapie.

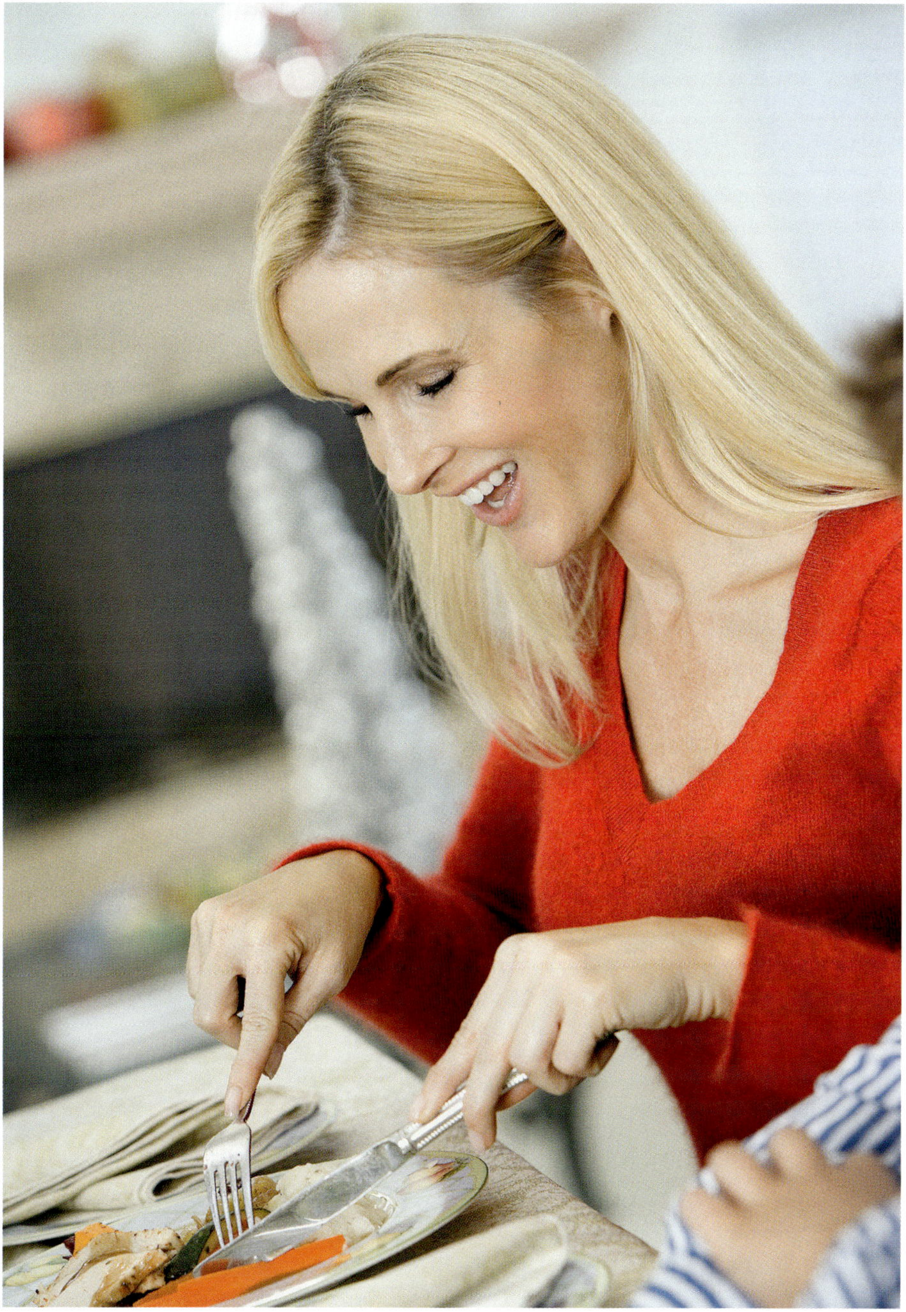

Zunehmen ist für Dünne schwer!

Zunehmen ist für zu dünne Menschen mindestens genauso schwierig wie abnehmen für Übergewichtige. Das trifft insbesondere für gesunde untergewichtige Menschen zu.

Untergewichtige benötigen eine kalorienreiche Kost, und ihnen tun all die Lebensmittel gut, die für übergewichtige Menschen tabu sind. Und selbst bei reichlicher Ernährung steigt bei ihnen das Gewicht nur sehr langsam an. Es ist mühsam zuzunehmen, wenn man ein schlechter Futterverwerter ist.

In vielen Fällen ist jedoch eine Veränderung der Ernährungsweise ausreichend, um Gewicht zuzulegen. Zuweilen ist die Ergänzung der Kost mit Vitaminen, Mineralstoffen und Astronautenkost notwendig.

Aber lassen Sie sich nicht entmutigen, denn es dauert oft ziemlich lange, bis das erste Kilogramm auf der Waage mehr erscheint. Empfehlenswert ist es, sich nicht täglich zu wiegen. So rasch verändert sich das Gewicht einfach nicht. Sehr viel sinnvoller ist es, sich wöchentlich oder sogar nur alle zwei Wochen zu wiegen. Aber immer im gleichen Zustand (also morgens, nüchtern, nach dem Toilettengang und nackt). Erwarten Sie nicht, dass Sie mehr als ein Kilogramm in zwei bis drei Wochen zunehmen.

Regulation von Hunger und Sättigung

Viele Untergewichtige haben einfach nicht ausreichend Appetit oder Hunger. Gerade Krebskranken fehlt oftmals schlicht der notwendige Appetit. Ohne eine gute Ernährung kann die beste Operation, die beste Chemo- oder Strahlentherapie nichts bringen. Es ist wichtig, dass die Patienten sich das immer wieder vor Augen führen und auch über die Appetit hinaus essen.

Auch Menschen, die ohne Krankheiten einfach zu leicht sind, haben Probleme. Sie haben weniger und weniger gro-

7 Tipps für eine gesunde Ernährungsweise

1. Bestimmen Sie Ihren Essrhythmus – legen Sie drei Zeiten am Tag fest, an denen Sie essen.
2. Schreiben Sie sich einen Wochenplan, was Sie in der Woche essen wollen.
3. Verabreden Sie sich mit Freunden zum Essen, um bewusst den geselligen Aspekt von Essen zu betonen.
4. Entwickeln Sie das richtige Augenmaß für eine angemessene Portion.
5. Versuchen Sie, Ihren Teller innerhalb von 20 bis 30 Minuten vollständig geleert zu haben.
6. Was schmeckt Ihnen besonders gut? Finden Sie Ihre Lieblingsspeise heraus und bauen Sie sie oft in Ihren Speiseplan ein.
7. Verabreden Sie sich mit Freunden zum Sport – in der Gemeinschaft macht es Spaß, und es steht dabei nicht die Leistung, sondern die Freude am gemeinsamen Hobby im Mittelpunkt.

ße Fettzellen. Diese sind aber nicht nur ein Energiespeicher, sie sind auch ein hormonproduzierendes Organ. Die Fettzellen fördern sozusagen den Hunger auf mehr. Außerdem sorgen sie dafür, dass der Mensch ständig Hunger hat und nicht so schnell satt wird. Das ist das Problem von Übergewichtigen. Hunger ist ihr größter Feind. Aber Untergewichtige haben den Freund Hunger in vielen Fällen einfach nicht. Sie werden rasch satt und haben keine Hilfe durch Hormone. Ihr ganzer Körper ist einfach nicht auf Gewichtszunahme gepolt. Daher dauert bei ihnen eine Gewichtszunahme auch so lange. Viele der Betroffenen sind außerdem sportlich und stellen sich vor, durch Fitness-Training endlich „stärker" zu werden. Dabei lassen sie aber außer Acht, dass Sport wiederum Energie verbraucht.

Körpergewicht und Körperzusammensetzung werden sowohl durch den Appetit als auch durch die genetisch vorprogrammierte Energieverwertung der Nahrung beeinflusst. Ein kompliziertes System, das noch nicht vollständig erforscht ist, reguliert die Nahrungsaufnahme und den Appetit. Gesteuert wird die Nahrungsaufnahme über Hunger- und Sättigungsempfindungen. Diese wiederum unterliegen der Steuerung durch das Sättigungs- und Hungerzentrum, das sich im Zwischenhirn (Hypothalamus) befindet. Stoffwechsel-, hormonale und neurale Prozesse bilden einen Regelkreis, der durch die Umweltbedingungen beeinflusst wird.

Verantwortlich für das Auftreten des Hungergefühls ist jedenfalls ein Absinken des Blutzuckerspiegels. Durch das Essen einer größeren kohlenhydrathalti-

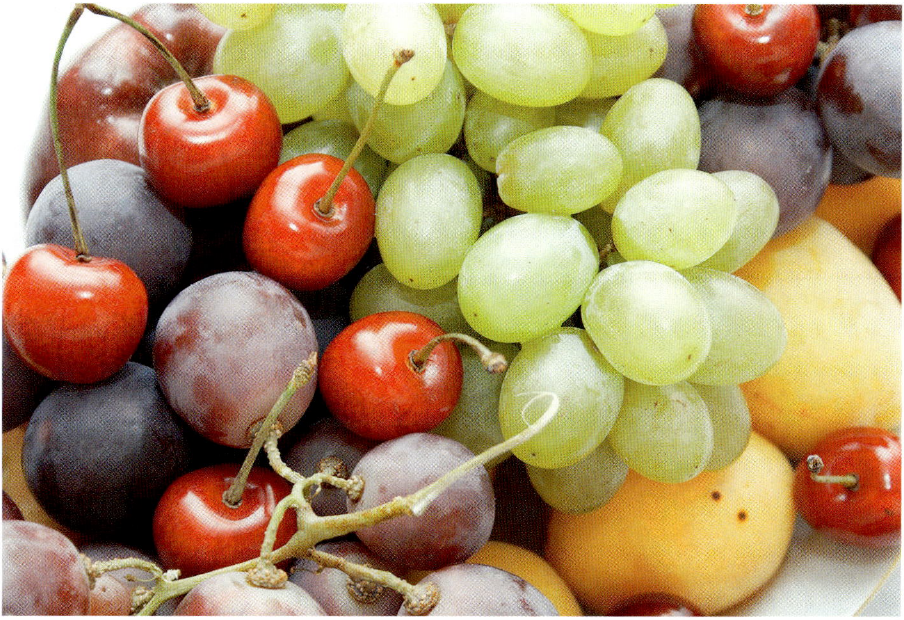

gen Mahlzeit verschwindet das Hungergefühl, der Blutzucker steigt leicht an, die Sättigung tritt ein. Der gleiche Effekt kann durch eine eiweißhaltige Mahlzeit erzielt werden. Hingegen beseitigen Traubenzuckertabletten oder Bonbons den Hunger nicht. Nach deren Verzehr kommt es zu einem raschen Blutzuckeranstieg, der eine Insulinausschüttung bewirkt. Folge ist ein Blutzuckerabfall, der erneut Hunger verursacht. Süße, fetthaltige Lebensmittel bewirken auf der einen Seite erhöhte Blutinsulinspiegel ohne einen ausreichenden Sättigungseffekt, auf der anderen Seite führt der Verzehr von Schokolade zu einer vermehrten Ausschüttung des „Glückshormons" Serotonin. Dieses vermindert das Hungerempfinden.

Für den Sättigungseffekt spielt also auch die Art der Kohlenhydrate eine Rolle. Gut sind Lebensmittel, die den Blutzuckerspiegel nur wenig ansteigen lassen, beispielsweise ballaststoffhaltige Lebensmittel wie Gemüse, Obst und Getreideprodukte.

Auf die richtige Energiezufuhr kommt es an

Die tägliche Energiezufuhr sollte bei gesunden Normalgewichtigen 30 bis 35 Kilokalorien pro Kilogramm Körpergewicht betragen. Der Energiebedarf wird auf das Istgewicht bezogen. Der Grundumsatz liegt bei 24 Kilokalorien pro Körperkilogramm. Der Gesamtenergiebedarf ist abhängig von Alter, Größe, Gewicht, Geschlecht, Aktivität und Stressfaktoren. Er ist erhöht bei schwerer Arbeit, konsumierenden Erkrankungen, Fieber, Verbrennungen und Sport. Er ist erniedrigt bei höherem Alter, Übergewicht und Adipositas sowie Immobilität.

Ist die Energiebilanz positiv (wird mehr gegessen als verbraucht), steigt das

Energiebedarf und Grundumsatz

	Energiebedarf		Grundumsatz	
Kinder	**Männlich**	**Weiblich**	**Männlich**	**Weiblich**
1–4 Jahre	1100	1000		
4–7 Jahre	1500	1400		
7–10 Jahre	1900	1700		
10–13 Jahre	2300	2000		
13–15 Jahre	2700	2200		
Jugendliche				
15–19 Jahre	3100	2500	1820	1460
Erwachsene				
19–25 Jahre	3000	2400	1820	1390
25–51 Jahre	2900	2300	1740	1340
51–65 Jahre	2500	2000	1580	1270
über 65 Jahre	2300	1800	1410	1170

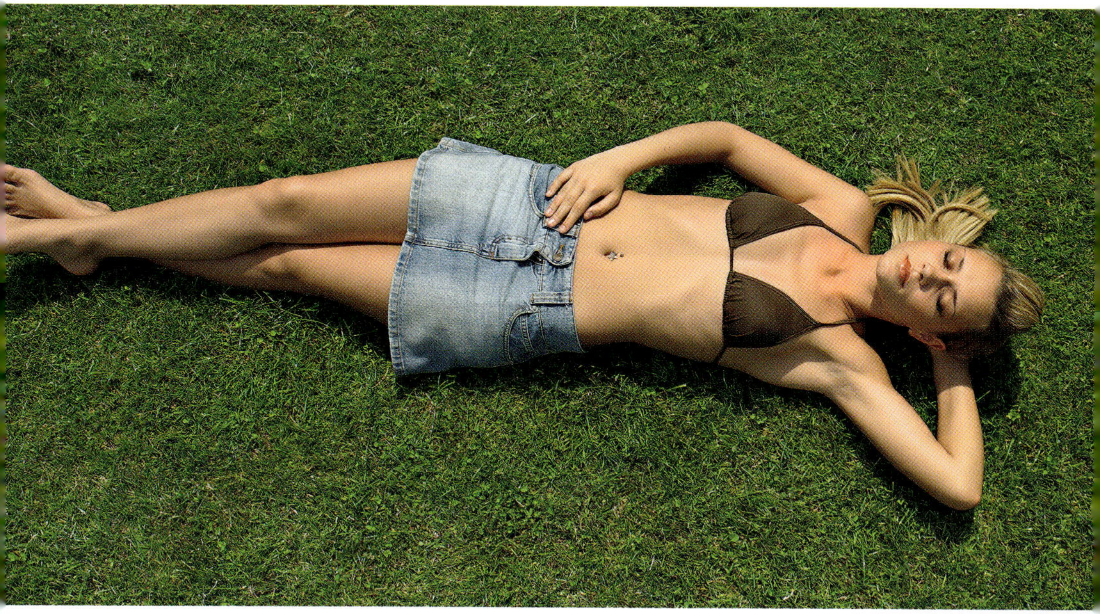

Der Energiebedarf berechnet sich folgendermaßen:

Grundumsatz multipliziert mit

1,2	alte gebrechliche Menschen, ausschließlich sitzend oder liegend
1,4–1,5	Bürotätigkeit, leichte Hausarbeit, wenig körperliche Anstrengung oder Sport
1,6–1,7	Fließbandarbeiter, mäßige körperliche Tätigkeit oder Sport
1,8–1,9	Verkäufer, Handwerker, regelmäßige körperliche Tätigkeit oder Sport
2–2,4	Bauarbeiter, Landwirte, Leistungssportler, körperlich anstrengende Berufe oder täglich Leistungssport

Beispiel:
Ein 28-jähriger Mann hat einen Grundumsatz von rund 1740 Kilokalorien und benötigt bei einer mäßigen körperlichen Belastung 2958 Kilokalorien (1740 x 1,7). Um zuzunehmen, müsste er mindestens diese Energiemenge, besser aber 3000 bis 3500 Kilokalorien, täglich aufnehmen.

Gewicht. Ist sie negativ (wird weniger gegessen als verbraucht), sinkt das Körpergewicht. Für Untergewichtige gilt: Um ein Kilogramm zuzulegen, muss der Energiebedarf um mindestens 7000 Kilokalorien überschritten werden. Wer also einen Energiebedarf von 2800 Kilokalorien hat, muss, um alle 14 Tage ein Kilogramm zuzulegen, täglich mindestens 500 Kilokalorien mehr, also 3300 Kilokalorien aufnehmen. Auch wenn das Gewicht langsam ansteigt, darf die Kalorienzufuhr nicht wieder eingeschränkt werden. Sonst sinkt das Gewicht sofort wieder. Untergewichtige müssen also immer reichlich Kalorien zuführen. Das Problem: Viele Untergewichtige überschätzen ihre Kalorienzufuhr deutlich. Eine Hilfe stellt die Formel zur Berechnung der nötigen Kalorienzufuhr dar (siehe unten).

Der Energieverbrauch des Menschen setzt sich aus drei Komponenten zusammen, dem Grundumsatz, der Wärmeproduktion und der körperlichen Aktivität. Der Energiebedarf wird beeinflusst durch genetische Veranlagung, Alter und Geschlecht.

Verdauungsstörungen können Gewichtszunahme verhindern

Zu einer Gewichtzunahme kann es nur kommen, wenn der Magen-Darm-Trakt und die Organe, die für die Verdauung notwendige Enzyme herstellen, optimal funktionieren. Andernfalls führt eine erhöhte Nahrungszufuhr höchstens zu Durchfall, aber nicht zu einer Gewichtszunahme. Viele Menschen leiden unter Resorptionsstörungen, Nahrungsmittelunverträglichkeiten oder anderen Störungen des Verdauungsapparates, die eine Gewichtszunahme praktisch unmöglich machen. Hier muss also erst einmal die zugrundeliegende Störung behandelt werden.

Berechnung der Kalorienzufuhr

Wie viel müssen oder wollen Sie zunehmen? Schreiben Sie hier Ihr aktuelles Gewicht und Ihr Zielgewicht auf. Dann errechnen Sie die notwendige Gewichtszunahme in Kilogramm. Wenn Sie diese Zahl mit 7000 multiplizieren, wissen Sie, wie viele Kalorien Sie – innerhalb von zwei Wochen – mehr als üblich aufnehmen müssen, um Ihr Zielgewicht zu erreichen.

Istgewicht: __________ kg

Zielgewicht: __________ kg

Gewichtszunahme: _________ kg x 7000 = _________ kcal Energiemehrbedarf

Richtig essen und trinken bei Untergewicht

Um an Gewicht zuzunehmen, muss man grundsätzlich mehr Energie, also Kalorien aufnehmen, als der Körper benötigt. Wichtig ist dann natürlich noch, aus welchen Nährstoffen diese Kalorien stammen. Einfach Sahne trinken, pfundweise Butter essen oder riesige Fleischportionen zu vertilgen, sind sicher keine geeigneten Methoden, um gesund zuzunehmen. Auf die richtige Zusammenstellung kommt es also an.

Lebensmittel bestehen zum einen aus den energiehaltigen Nährstoffen, zu denen Kohlenhydrate, Eiweiße (Proteine) und Fette zählen. Zum anderen enthalten die Lebensmittel lebensnotwendige energiefreie Wirkstoffe. Dazu gehören fett- und wasserlösliche Vitamine, Mineralstoffe, die in Mengen- und Spurenelemente eingeteilt werden, sowie Wasser. Weitere wichtige Lebensmittelbestandteile sind die Ballaststoffe sowie sekundäre Pflanzenstoffe. Schließlich enthalten Lebensmittel noch Geschmacks- und Aromastoffe.

Nährstoffe	1 Gramm liefert
Kohlenhydrate	4 kcal
Eiweiß	4,2 kcal
Fett	9,3 kcal

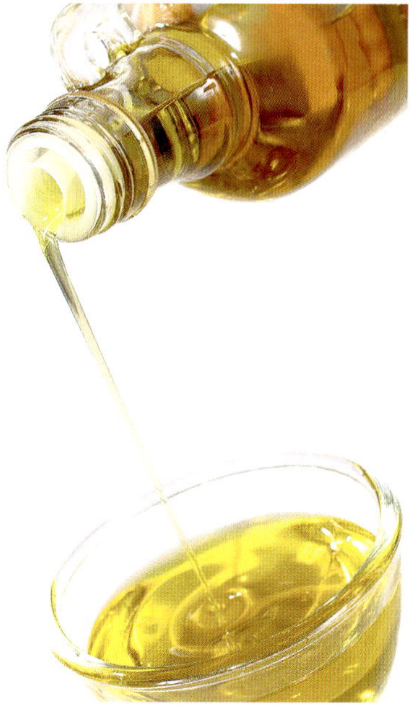

Fett liefert viel Energie

Die einfachste Möglichkeit, den Körper mit reichlich Kalorien zu versorgen, ist ihm reichlich Fett anzubieten. Aber es muss das richtige Fett sein, und die Menge darf auch nicht zu hoch sein, denn sonst entstehen Verträglichkeitsprobleme.

Wird Fett schlecht vertragen, bieten sich MCT-Fette an. Diese Fette können ohne Gallenflüssigkeit und auch bei schlecht funktionierender Bauchspeicheldrüse verdaut und aufgenommen werden. Heute gibt es MCT-Produkte in jedem Reformhaus.

Hitliste der gesunden fettreichen Lebensmittel		
	g Fett/100 g	kcal/100 g
Sonnenblumenöl	99,8	882,6
Olivenöl	99,6	881,7
Traubenkernöl	99,5	880,0
Distelöl	99,5	880,0
Walnussöl	99,5	880,0
Weizenkeimöl	99,5	880,0
Sesamöl	99,5	880,7
Sojaöl	98,6	871,9
Margarine (Linolsäure > 50 %)	80,0	709,1
Margarine (Linolsäure 30–50 %)	80,0	709,8

Von Kohlenhydraten und Zuckern

Kohlenhydrate sind der wichtigste Energielieferant in der menschlichen Ernährung. Sie kommen insbesondere in Getreide, Kartoffeln, Obst und Zucker vor. Aber auch Gemüse, Hülsenfrüchte und sogar Leber enthalten Kohlenhydrate. Komplexe Kohlenhydrate sind zudem Lieferanten wertvoller Nahrungsinhaltsstoffe wie Vitaminen, Mineralien und Spurenelementen.

Erhöhen Sie den Kohlenhydratanteil in Ihrer Nahrung, denn das ist gesund. Nach den Empfehlungen der Deutschen Gesellschaft für Ernährung sollten 50 bis 55 Prozent der Energie in Form von Kohlenhydraten aufgenommen werden. Problematisch ist nur, dass Sie durch Kohlenhydrate kaum zunehmen können, da Kohlenhydrate sehr gut sättigen und oft ein großes Volumen haben. Reichern Sie deshalb Ihre Gerichte mit gesunden Fetten, also Raps- und Olivenöl, an.

Auch wenn Zucker aus kalorienreichen Kohlenhydraten besteht, sollten Sie nicht zu viel davon essen, denn Zucker hat die negative Eigenschaft, dass er bei unzureichender Zahnhygiene Karies fördert. Ob Sie Zucker oder Honig verwenden ist übrigens Geschmackssache. Traubenzucker ist nur halb so süß wie normaler Zucker, daher können Sie doppelt so viele Kalorien aufnehmen, wenn die Speisen mit Traubenzucker gesüßt werden.

Ballaststoffe – in Maßen gesund

Auch Ballaststoffe gehören zur Gruppe der Kohlenhydrate. Sie sind jedoch energiefrei und haben viele gesundheitsförderliche Effekte. Untergewichtige Menschen sollten nicht zu viele ballaststoffreiche Lebensmittel essen, da Ballaststoffe extrem sättigen.

Ballaststoffe sind Bestandteile der Nahrung, die vom Körper nicht verdaut werden, sondern die, ohne dem Körper Kalorien zu liefern, wieder ausgeschieden werden. Sie sind besonders in Vollkornprodukten und in Obst und Gemüse enthalten. Ballaststoffe regulieren die Verdau-

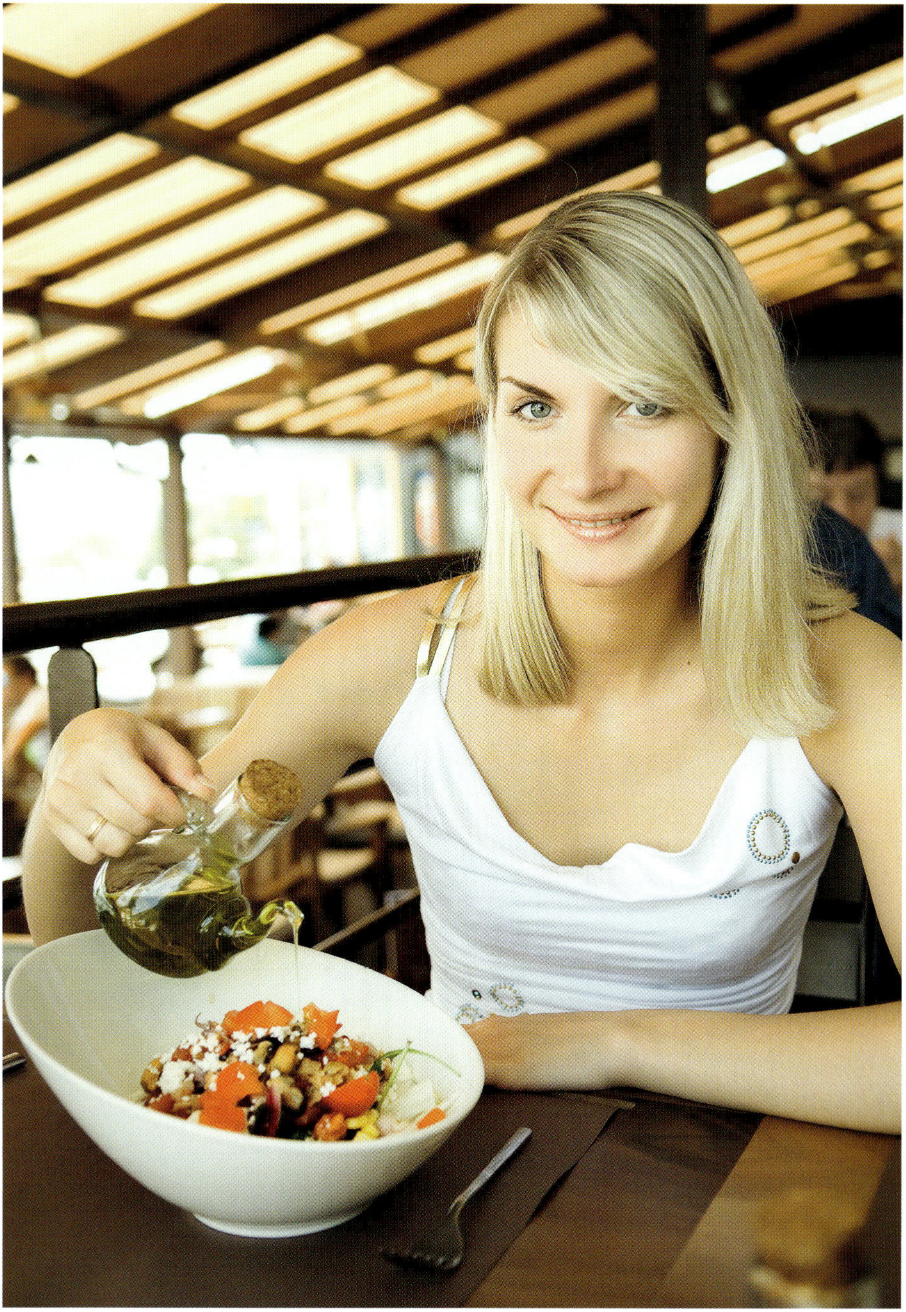

ung, lassen den Blutzuckerspiegel langsam ansteigen und senken aktiv den Cholesterinspiegel. Das trifft insbesondere für wasserlösliche Ballaststoffe, die beispielsweise in Plantago-ovata-Samenschalen reichlich enthalten sind, zu.

Eiweiß ist wichtig

Wer Muskulatur aufbauen möchte, benötigt Eiweiß und Bewegung – aber nicht zu viel. Um den Eiweißbedarf zu decken, sollte täglich mindestens ein Gramm Ei-

Hitliste der kohlenhydratreichen Lebensmittel

	g Kohlenhydrate/100 g	kcal/100 g
Traubenzucker	99,8	405,6
Milchzucker	99,8	405,6
Fruchtzucker	99,8	405,6
Maisstärke	85,8	351,1
Reiscrispies	84,9	377,6
Puffreis	83,5	390,1
Kartoffelstärke	83,1	341,1
Cornflakes	79,1	355,6
Blütenhonig-Mischungen	75,1	306,6
Reis, ungeschält	74,1	349,7
Maisgrieß	73,8	345,1

Hitliste der eiweißreichsten Lebensmittel

	g Eiweiß/100 g	kcal/100 g
Sojafleisch mit Gewürzen, Trockenprodukt	43,0	305,2
Hartkäse, Dreiviertelfettstufe	38,5	356,6
Parmesan	32,3	440,2
Sauermilchkäse, Magerstufe	30,0	131,2
Greyerzer	29,0	406,1
Rindfleisch, frisch, gegart	28,9	151,1
Schweinekotelett, frisch, gegart	28,7	210,6
Emmentaler, Vollfettstufe	28,7	383,4
Brathähnchen-Schenkel, frisch, gegart	28,2	214,4
Rinderhackfleisch, gegart	27,6	223,0
Erdnussbutter/-mus	26,1	597,8

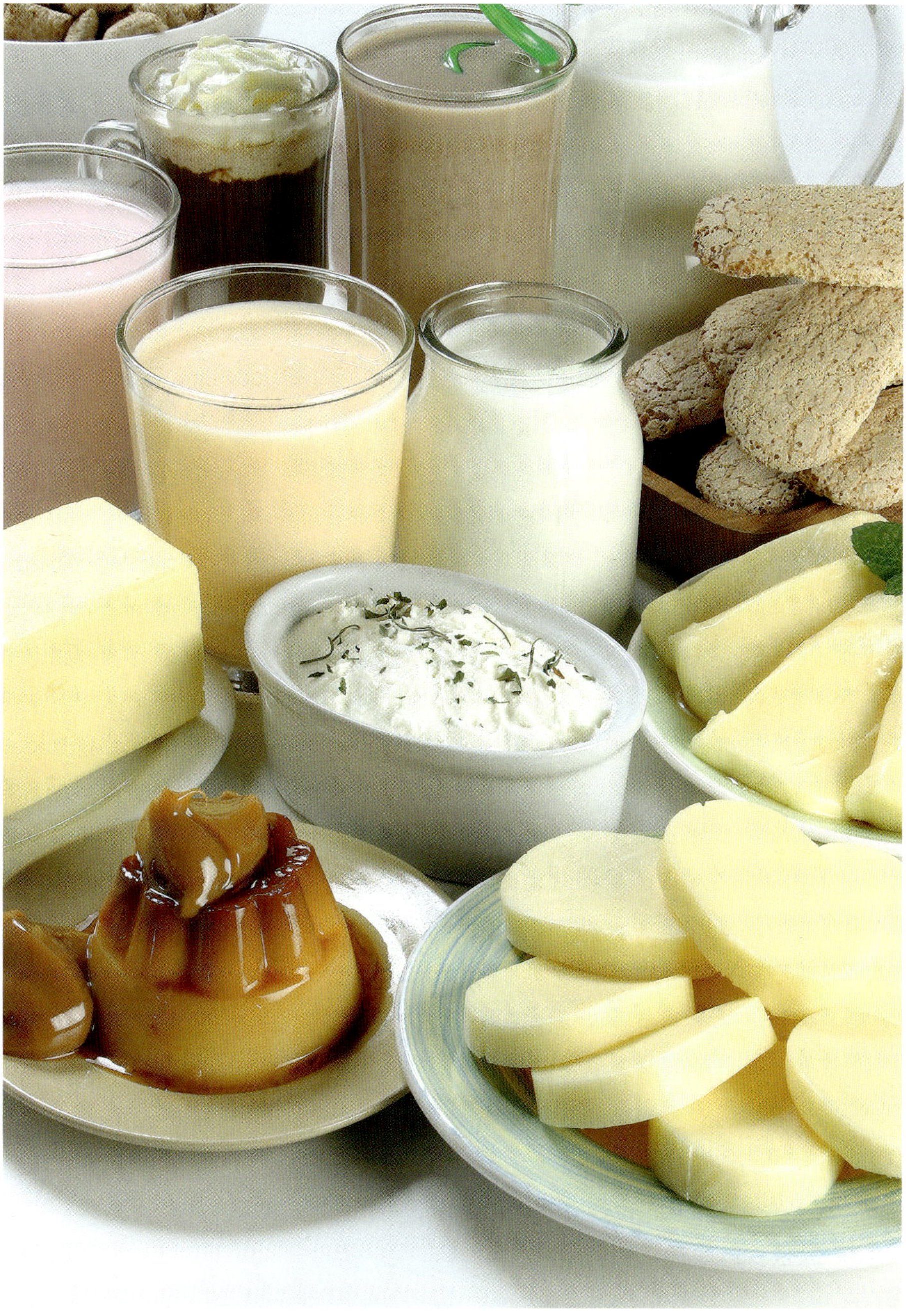

weiß pro Kilogramm Körpergewicht aufgenommen werden. Da nicht nur Fettgewebe, sondern auch Muskulatur aufgebaut werden soll, ist eine ideale Eiweißzufuhr wichtig. Besonders hochwertige Eiweißlieferanten sind Fisch, Milch, Soja und auch Fleisch.

Vitamine und Mineralstoffe

Vitamine liefern dem Körper keine Kalorien, sind aber lebensnotwendig, da ohne sie viele Prozesse nicht ablaufen können. Vitaminmangel ist in Deutschland weit häufiger als vermutet. Vitaminmangel führt zu massiven Gesundheitsstörungen und Krankheiten.

Vitamine und ihr Vorkommen

Wasserlösliche Vitamine

Vitamin B_1: Schweinefleisch, Leber, Scholle, Thunfisch, Vollkornprodukte, insbesondere Haferflocken, Hülsenfrüchte, Kartoffeln

Vitamin B_2 (Riboflavin): Milch/-produkte, Muskelfleisch, Fisch, Eier, Vollkornprodukte

Vitamin B_3: mageres Fleisch, Innereien, Fisch, Milch, Eier, Kartoffeln, Getreideprodukte, Champignons, Karotten

Vitamin B_6 (Pyridoxin): Hühner-/Schweinefleisch, Fisch, grünes Gemüse (Kohl, grüne Bohnen), Linsen, Feldsalat, Kartoffeln, Bananen, Birnen, Orangen, Zitronen, Vollkornprodukte, Weizenkeime, Sojabohnen

Folsäure: Tomaten, Kohlarten, Spinat, Gurke, Orangen, Weintrauben, Vollkornprodukte, Kartoffeln, Fleisch, Leber, Milch/-produkte, vor allem aber Weizenkeime und Sojabohnen

Vitamin B_{12} (Cobalamin): Leber, Muskelfleisch, Fisch, Eier, Milch, Käse, Sauerkraut

Fettlösliche Vitamine

Vitamin A (Carotinoide): Spinat, Grünkohl, grüne Bohnen, Broccoli, Feldsalat, Möhren nur bei Verarbeitung (Blanchieren, Entsaften)

Vitamin D: Lebertran, Fettfische (Hering, Makrele), Leber, Eigelb

Vitamin E (Tocopherol): Weizenkeimöl, Maiskeimöl

Vitamin K: grünes Gemüse (Spinat, Grünkohl), Tomaten, Hagebutten, Haselnüsse, Leber

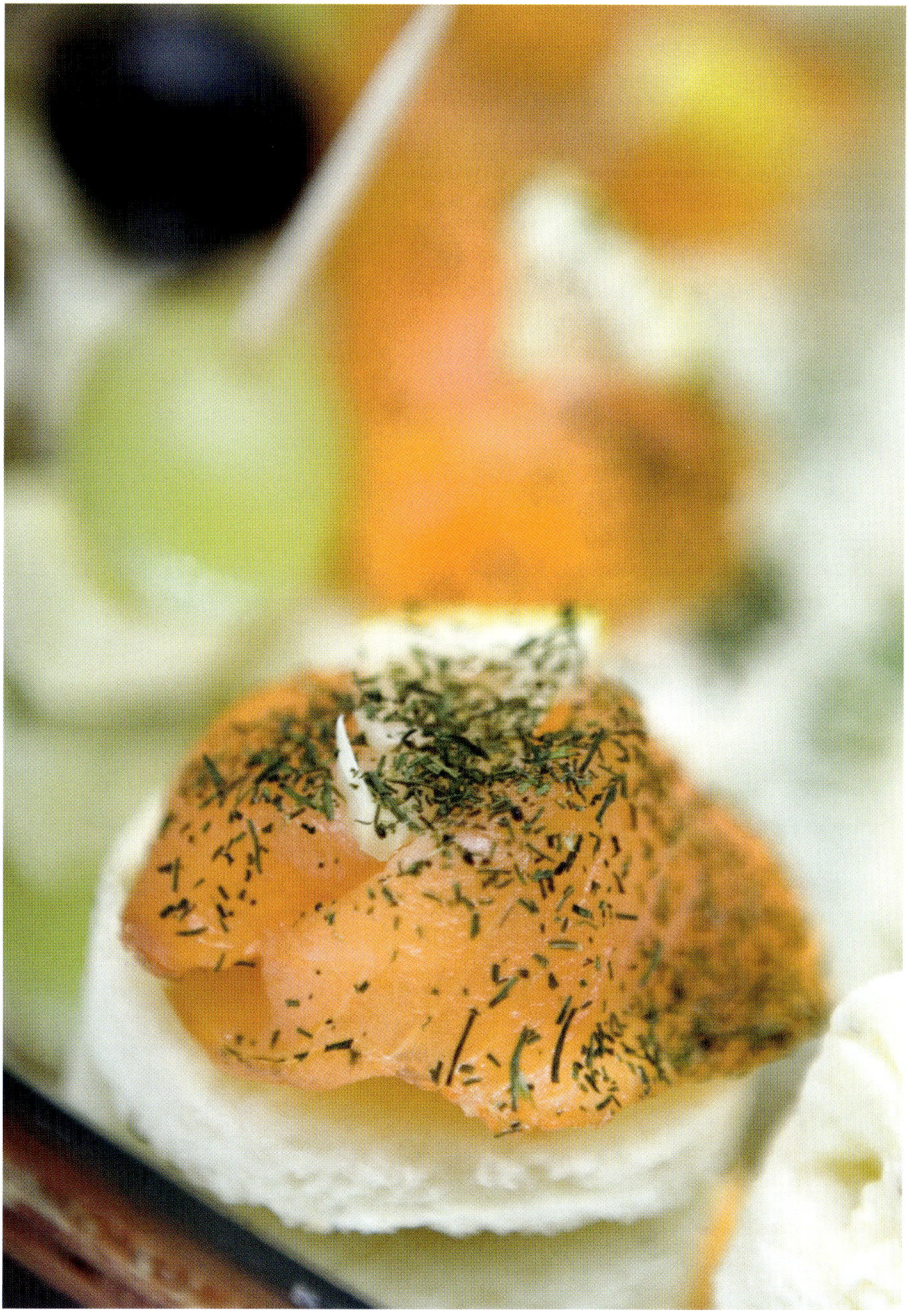

Für die meisten Vitamine hat der Körper keine Speicher, er kann sie auch nicht selbst herstellen, daher muss er sie regelmäßig in ausreichender Menge zuführen. Fettlösliche Vitamine benötigen Fett zur Aufnahme. Da in den meisten Speisen und Lebensmitteln Fett vorkommt, ist das jedoch kein Problem.

Krankheiten und Medikamenteneinnahme erhöhen den Vitaminbedarf teilweise deutlich.

Mineralstoffe liefern wie Vitamine ebenfalls keinerlei Energie (Kalorien). Trotzdem sind Mineralstoffe lebensnotwendig, denn viele Prozesse im Körper können ohne sie nicht funktionieren. Mineralstoffe sind Baustoffe (beispielsweise für die Knochen) oder wichtig für die Bildung von Hormonen (beispielsweise Jod). Die Versorgung mit Mineralstoffen, die Experten entsprechend ihres Gehaltes im Körper und ihrem Bedarf in Mengen- und Spurenelemente einteilen, ist in Deutschland nicht optimal. Viele Menschen leiden unter Mineralstoffmangelzuständen. Besonders häufig betroffen sind Jod, Fluorid, Magnesium und bei Diabetikern zusätzlich Zink und Chrom.

Mineralstoffe und ihre wichtigsten Funktionen und Vorkommen

	Wichtig für:	Vorkommen:
Natrium	Regulation des Wasserhaushalts, Reizübertragung, Enzymaktivator	Speisesalz, Fertiggerichte, Geräuchertes, Gepökeltes, Wurst, Kaviar, Käse, Salz- und Matjesheringe, Salzgebäck
Kalium	Gegenspieler des Natriums bei der Reizübertragung, Enzymaktivator	Trockenobst, frisches Obst (vor allem Bananen) und Gemüse, Obst- und Gemüsesäfte, Kartoffeln, Hülsenfrüchte, Chips, Pistazien, Mandeln
Kalzium	Knochen, Zähne, Nerven- und Muskelfunktion, Blutgerinnung	Milch und Milchprodukte, grüne Gemüsesorten, Kohlgemüse
Phosphor	wichtigster Skelettbaustein, Energiestoffwechsel	Schmelz- und Hartkäse, Nüsse und Samen, Schokolade, Hülsenfrüchte, Eidotter
Magnesium	enzymatische Reaktionen, Nerven- und Muskelfunktion	Vollkornprodukte, Nüsse, Hülsenfrüchte, Fisch, Schokolade, Getreideerzeugnisse, grüne Gemüsesorten
Eisen	Sauerstofftransport im Blut, Sauerstoffspeicher im Muskel	Fleisch, Leber, Hülsenfrüchte, grüne Gemüsesorten, Eigelb, Austern, Pfifferlinge, Vollkornprodukte, Mandeln
Jod	Baustein der Schilddrüsenhormone	Lebertran, Seefisch, Schalentiere, jodiertes Speisesalz
Fluorid	Kariesprophylaxe, Knochenstabilität	bestimmte Mineralwässer, fluoridiertes Speisesalz, Walnüsse, Kaviar, Geräuchertes, Seefisch
Selen	Schutz vor Radikalen, Schilddrüsenstoffwechsel	Steinpilze, Nüsse, Innereien, Austern, Vollkornmehle
Zink	Stoffwechsel, Insulinwirkung, Wundheilung, Geschmacks- und Geruchsinn	Austern, Leber, Käse, Kakao, Rind-, Schweinefleisch, Kohlgemüse, Nüsse

Wie kann ich die Nahrung ergänzen?

Die Industrie bietet heute eine Vielzahl von Ergänzungsprodukten an, das beginnt bei Omega-3-Fettsäuren, geht über Proteinkonzentrate und endet bei Zusatznahrung, Trink- oder Sondennahrung. Wenn durch die normale Ernährung keine optimale Ernährung gewährleistet werden kann, muss eine Anreicherung erfolgen oder frühzeitig eine enterale Ernährung eingeleitet werden.

Aber es gibt auch ganz einfache Methoden, die Nahrung zu ergänzen. Dafür bieten sich hochwertige Fette und bestimmte Zucker an. Ideal ist beispielsweise Traubenzucker (Glukose). Er schmeckt nur halb so süß wie Haushaltszucker, daher kann doppelt so viel in die Speisen gegeben werden, ohne dass diese zu süß schmecken. Noch besser ist Maltodextrin, dieses Oligosaccharid ist praktisch geschmacksneutral. Auch Öle wie Raps-, Lein- oder Nussöle lassen sich für die Aufwertung von Speisen bestens verwenden. Das Gleiche gilt für Diätmargarine, die hochwertige Fettsäuren liefern. Das Wort Diät steht übrigens nicht dafür, dass sie kalorienarm ist, sondern für den Gehalt an mehrfach ungesättigten Fettsäuren.

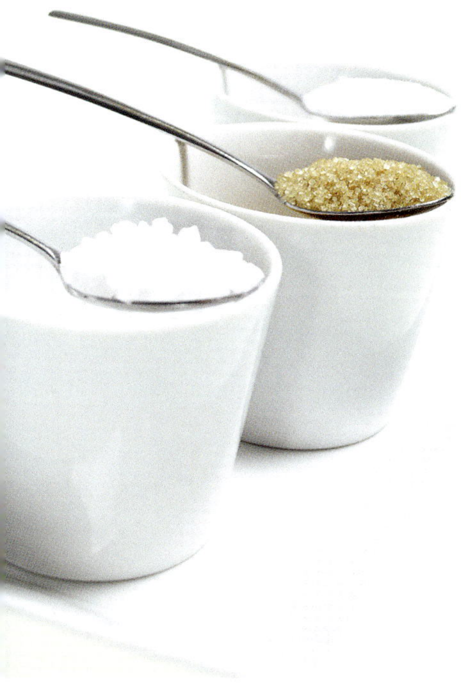

Was bezahlen Krankenkassen?

Zusatznahrungen, Vitamine oder Mineralstoffe werden von den Krankenkassen in der Regel nicht erstattet. Sondenernährung jedoch wird übernommen.

Wer gesund zunehmen möchte: Astronautenkost

Eine gute Möglichkeit zuzunehmen ist die Astronautenkost. Sie liefert dem Körper in idealer Zusammensetzung alles, was er braucht. Und das ohne negative Faktoren wie Cholesterin, Purin oder gesättigte Fettsäuren. In den USA ist es seit Jahren üblich, dass Menschen, die mehr Energie benötigen, in der Apotheke Astronautenkost kaufen, um damit gesund zuzunehmen. Auch in Deutschland ist das längst möglich.

Astronautenkost wurde Anfang der sechziger Jahre des vergangenen Jahrhunderts vom deutschen Unternehmen

Pfrimmer in Erlangen im Auftrag der NASA entwickelt. Schon rasch entdeckte die Ernährungsmedizin die entscheidenden Vorteile der Astronautenkost. Heute wird millionenfach mehr Astronautenkost in der Ernährungsmedizin eingesetzt als in der Raumfahrt. Experten bezeichnen Astronautenkost als Trink- und Sondennahrung.

Richtig trinken bei Untergewicht

Von Wasser können Sie dauerhaft nicht zunehmen. Aber viele andere Getränke liefern dem Körper reichlich Energie. Viele Menschen unterschätzen den Energiegehalt von Getränken. Bedenken Sie, dass ein Liter Cola 440 Kalorien enthält. Aber auch gesunde Obst- und Gemüsesäfte liefern dem Körper neben wertvollen Kalorien Vitamine, Mineralstoffe, sekundäre Pflanzenstoffe und sogar Ballaststoffe. Trinken Sie täglich mindestens zwei bis drei Liter.

Besonders gut zum Zunehmen sind Milch und Sojamilch geeignet, da sie neben der wichtigen Energie auch noch hochwertiges Eiweiß und viele andere wichtige Nahrungsbestandteile enthalten. Milch enthält hochwertiges Fett, Kohlenhydrate und Eiweiß. Milch ist ein gesundes Nahrungsmittel und im Rahmen einer Mahlzeit eine ernährungsphysiologisch wertvolle Ergänzung. Allerdings nur wenn Milch vertragen wird! Besteht eine Laktoseunverträglichkeit, sollte auf Milch verzichtet werden.

Alkohol ist ein Gift

Ein Gramm Alkohol liefert sieben Kilokalorien. Damit ist Alkohol nicht nur ein süchtig machender Giftstoff, sondern auch eine „Kalorienbombe“. Trotzdem ist Alkohol nicht geeignet, um damit zuzunehmen. Trinken Sie Alkohol – auch zur Appetitanregung – nur nach Befragen des Arztes. Auch wenn Alkohol Energie liefert, ist er doch ein Giftstoff und kein Nährstoff!

Trinkplan	
Zum Frühstück	2 Tassen Tee oder Kaffee (mit Traubenzucker) (300 ml)
Am Vormittag	2 Gläser Saftschorle ($^1/_3$ Saft, $^2/_3$ Mineralwasser) oder Mineralwasser (400 ml)
Zum Mittagessen	1 Glas Saftschorle oder Mineralwasser (200 ml), 1 Tasse Suppe oder Brühe (150 ml)
Am Nachmittag	1–2 Tassen Tee oder Kaffee (mit Traubenzucker) (150-300 ml), 1 Glas Saftschorle ($^1/_3$ Saft, $^2/_3$ Mineralwasser) oder Mineralwasser (200 ml)
Zum Abendessen	1–2 Tassen Tee (mit Traubenzucker) (150-300 ml)
Am Abend	1 Glas Saftschorle ($^1/_3$ Saft, $^2/_3$ Mineralwasser), Mineralwasser, Wein oder Bier (nach Befragen des Arztes!) (200 ml)
Die optimale tägliche Flüssigkeitszufuhr liegt bei diesem Trinkplan zwischen 1750 und 2050 Milliliter.	

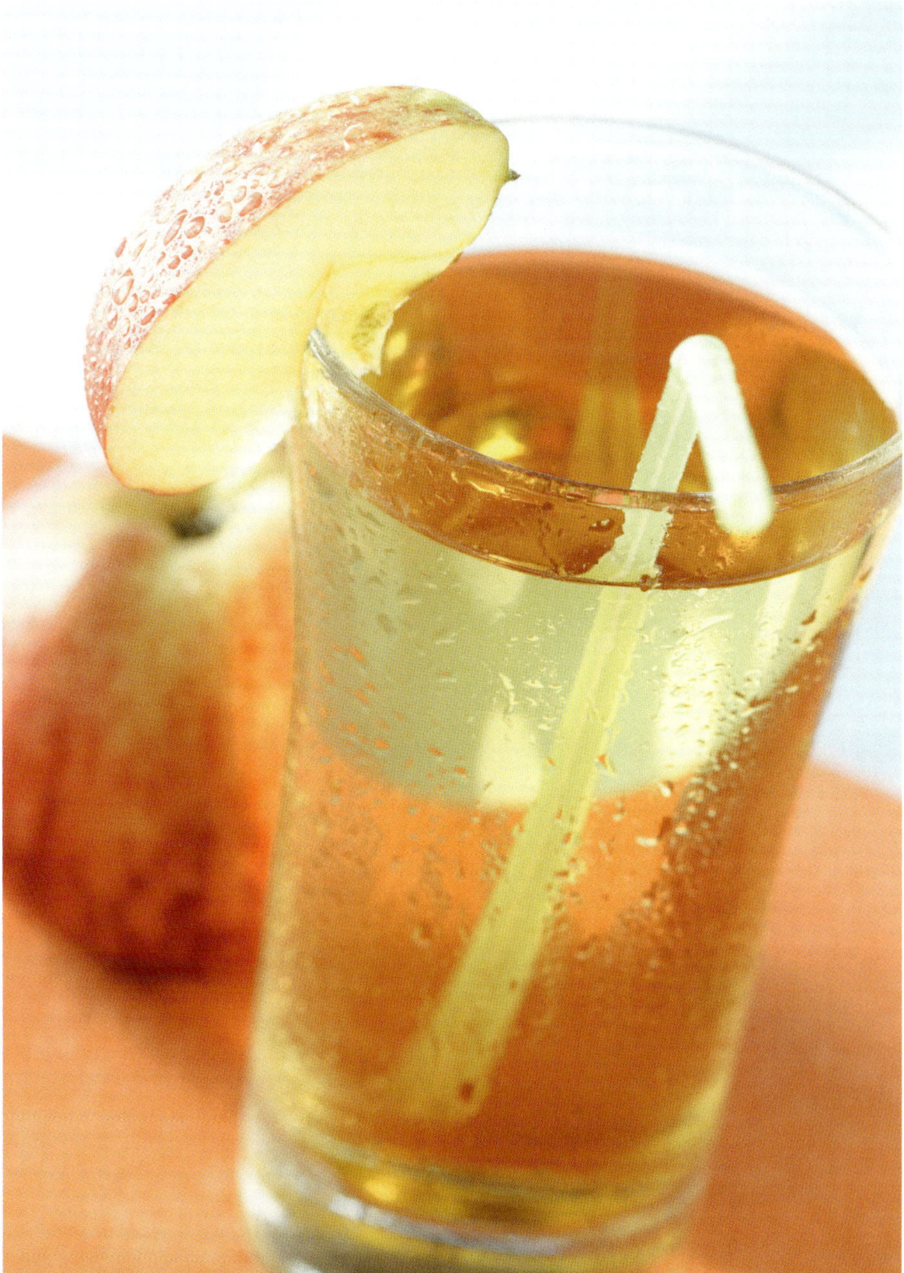

Richtig essen und trinken im Alter

Senioren brauchen eine bedarfsgerechte gesunde Ernährungsweise. Mit dem Alter sinkt der Energiebedarf pro Lebensjahrzehnt um etwa sechs Prozent ab. Gleichzeitig bleibt aber der Bedarf an Mikronährstoffen gleich. Daher müssen sich Menschen praktisch mit zunehmendem Alter immer gesünder ernähren.

Richtwerte für über 65-Jährige:

Frauen	1700 kcal
Männer	1900 kcal

Der Nähr- sowie Wirkstoffbedarf nimmt auch im Alter durch Krankheiten, Fieber, Infektionen, Wundheilungsprozesse oder Tumorerkrankungen drastisch zu. Patienten, die unter wundgelegenen Stellen leiden, benötigen eine Ernährungsweise, die kalorien- und proteinreich ist. Während die Empfehlungen für die Proteinzufuhr der Deutschen Gesellschaft für Ernährung (DGE) beim Erwachsenen bei 0,8 Gramm Eiweiß pro Körperkilogramm liegen, weisen neue Studien darauf hin, dass der Eiweißbedarf älterer Menschen zwischen 1,0 bis 1,25 Gramm Protein pro Körperkilogramm beträgt.

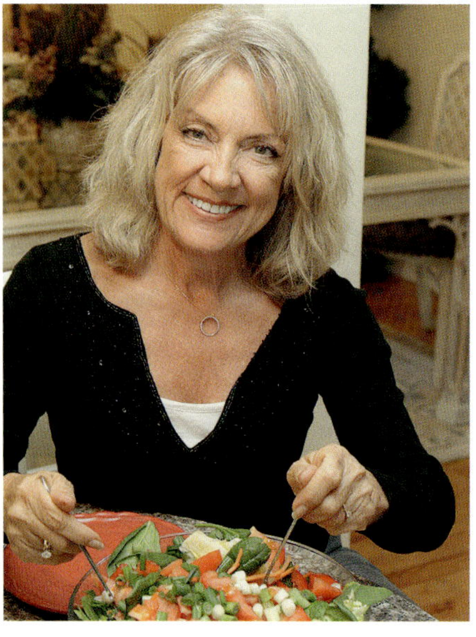

Es ist sinnvoll, wenn Senioren ein Multivitamin-Mineralstoff-Präparat einnehmen, um eine ausreichende Mikronährstoff-Zufuhr zu gewährleisten. Solche Präparate können natürlich eine gesunde Ernährungsweise keinesfalls ersetzen, aber die Kost effektiv ergänzen.

Ein einfaches Ernährungstagebuch, in dem alle Speisen und Getränke aufgeschrieben werden, hilft dem Hausarzt oder dem Diätassistenten die Ernährungssituation transparent zu machen. Dies stellt eine leicht anwendbare Methode dar, Ernährungsfehler bewusst zu machen und zu korrigieren. Denn die Ernährung von Senioren ist oft einseitig: Fleisch und Gemüse werden weniger konsumiert. Senioren entwickeln sich häufig zu sogenannten Puddingvegetariern, Weißbrot mit Marmelade und eine Tasse Kaffee ist oft die Hauptmahlzeit des Tages.

Der Flüssigkeitsbedarf ist im Alter nicht gesenkt. Täglich sollten zwei Liter Flüssigkeit im Speiseplan enthalten sein. Viele Senioren trinken extrem wenig, und das ist der Gesundheit abträglich. Oftmals ist die mangelhafte Flüssigkeitsaufnahme auch auf einen Salzmangel zurückzuführen. Viele Senioren nehmen nach aktuellen Studien zu wenig Salz mit der Nahrung auf und leiden unter Salzmangel. Ein Salzmangel wiederum führt zu einem verminderten Durstgefühl.

17 Tipps für das tägliche Leben: Zunehmen leicht gemacht

1 Viele Untergewichtige haben Probleme mit großen, schweren Mahlzeiten. Daher kann es sinnvoll sein, viele kleine Mahlzeiten zu essen. Wir empfehlen unseren untergewichtigen Patienten täglich alle zwei Stunden etwas zu essen, denn die Menge von 3000 Kilokalorien oder mehr lässt sich in Form von drei Mahlzeiten kaum bewältigen. Nehmen Sie kalorienreiche Zwischenmahlzeiten zu sich. Es eignen sich Milchprodukte mit einem natürlichen Fettgehalt wie Joghurt- und Quarkspeisen sowie Snacks wie Nüsse, Mandeln, Erdnüsse, Pistazien, Studentenfutter, Trockenobst, Frucht- oder Nussschnitten.

Beispiel für einen Essensplan

7.30 Uhr Frühstück
9.30 Uhr Zwischenmahlzeit 1
11.30 Uhr Zwischenmahlzeit 2
13.00 Uhr Mittagessen
15.00 Uhr Zwischenmahlzeit 1
17.00 Uhr Zwischenmahlzeit 2
19.00 Uhr Abendessen
21.00 Uhr Spätmahlzeit

2 Verwenden Sie zum Süßen von Getränken, Joghurt oder Müslis Haushaltszucker, Honig oder noch besser Traubenzucker, denn letztgenannter Zucker ist nur halb so süß wie Haushaltszucker. Folglich kann man eine größere Menge verwenden und so eine höhere Energieaufnahme erzielen. Konfitüre kann ebenso in Naturjoghurt eingerührt werden.

3 Setzen Sie hochwertige Pflanzenöle wie beispielsweise Raps-, Oliven-, Distel-, Maiskeim- oder Sonnenblumenkernöl für das Salatdressing ein. Alle raffinierten Pflanzenöle können auch zum Braten oder Frittieren verwendet werden.

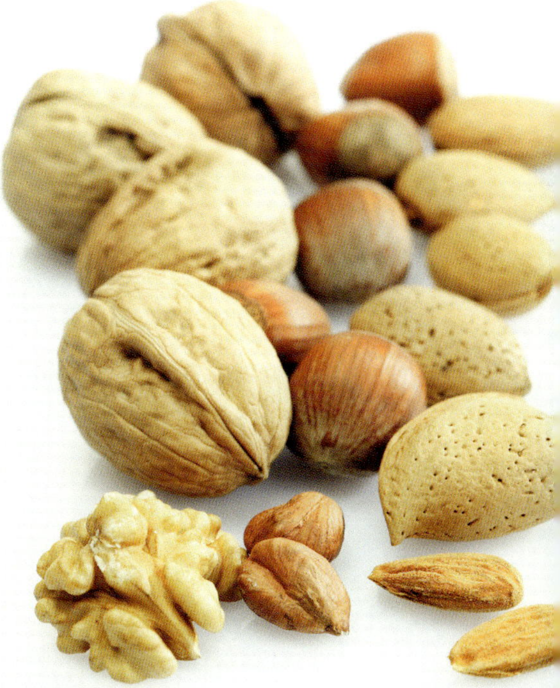

4 Verwenden Sie Margarine mit einem hohen Gehalt an mehrfach ungesättigten Fettsäuren als Brotbelag oder zum Verfeinern von Gemüse.

5 Sahne (in Suppen, Saucen, zu Kuchen), saure Sahne, Crème fraîche oder Schmand tragen zwar ebenso zur Energieversorgung bei, sollten aber wegen der ungünstigen Fettzusammensetzung im Vergleich zu pflanzlichen Fetten eher selten verwendet werden.

6 Wählen Sie Milch und Milchprodukte (Quark, Joghurt, Käse) mit hoher Fettstufe aus, z. B. Vollmilch mit 3,5 % Fettgehalt, Joghurt mindestens 3,5 % Fett, fettreiche Käsesorten mit mindestens 45 % F. i. Tr. Sie sind reich an Eiweiß, Vitaminen und Mineralstoffen (Kalzium, Kalium, Magnesium, Phosphat). Nehmen Sie keine Magerstufe oder sogar Lightprodukte, die für Diabetiker geeignet sind.

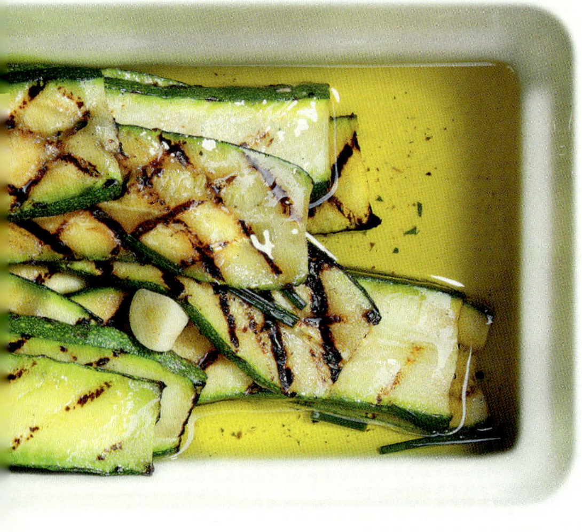

7 Fleisch und Wurst liefern unserem Organismus vor allem Eiweiß und Fett, aber auch Eisen und B-Vitamine. Fleisch sollte zwei- bis dreimal pro Woche auf dem Speiseplan stehen. Je fetter Fleisch und Wurstwaren sind, desto reichlicher sind gesättigte Fettsäuren und ungünstiges Cholesterin enthalten. Daher sollten größtenteils andere Lebensmittel zur Energieanreicherung ausgewählt werden.

8 Fisch ist reich an Eiweiß und essentiellen Fettsäuren. Beim Fisch nicht nur die mageren Varianten wie Scholle, Kabeljau, Seelachsfilet, sondern auch Fischsorten mit einem höheren Fettgehalt auswählen, wie Lachs, Makrele, Hering, Aal oder Ölsardinen. Es ist empfehlenswert, Fisch mindestens einmal pro Woche zu essen, er enthält neben den essentiellen Fettsäuren wichtiges Jod und Vitamin D.

9 Energiereiche, gesunde Alternativen auf dem täglichen Speiseplan können beispielsweise italienische Antipasti (Gemüse, eingelegt in Olivenöl) oder mediterrane Brotaufstriche mit Olivenöl, beispielsweise Pesto, sein.

10 Obst und Gemüse sind aufgrund ihres hohen Wassergehaltes zwar größtenteils kalorienarm, sollten aber keineswegs auf dem Speiseplan fehlen. Empfehlenswert sind täglich ein Kilogramm Obst, Gemüse und Salat. Diese Lebensmittel sind zur Deckung des Vitamin- und Mineralstoffbedarfes sehr wichtig, außerdem enthalten sie wichtige Ballaststoffe. Obst kann roh, als Kompott oder Mus oder in Form von Süßspeisen und Milchshakes verzehrt werden. Ge-

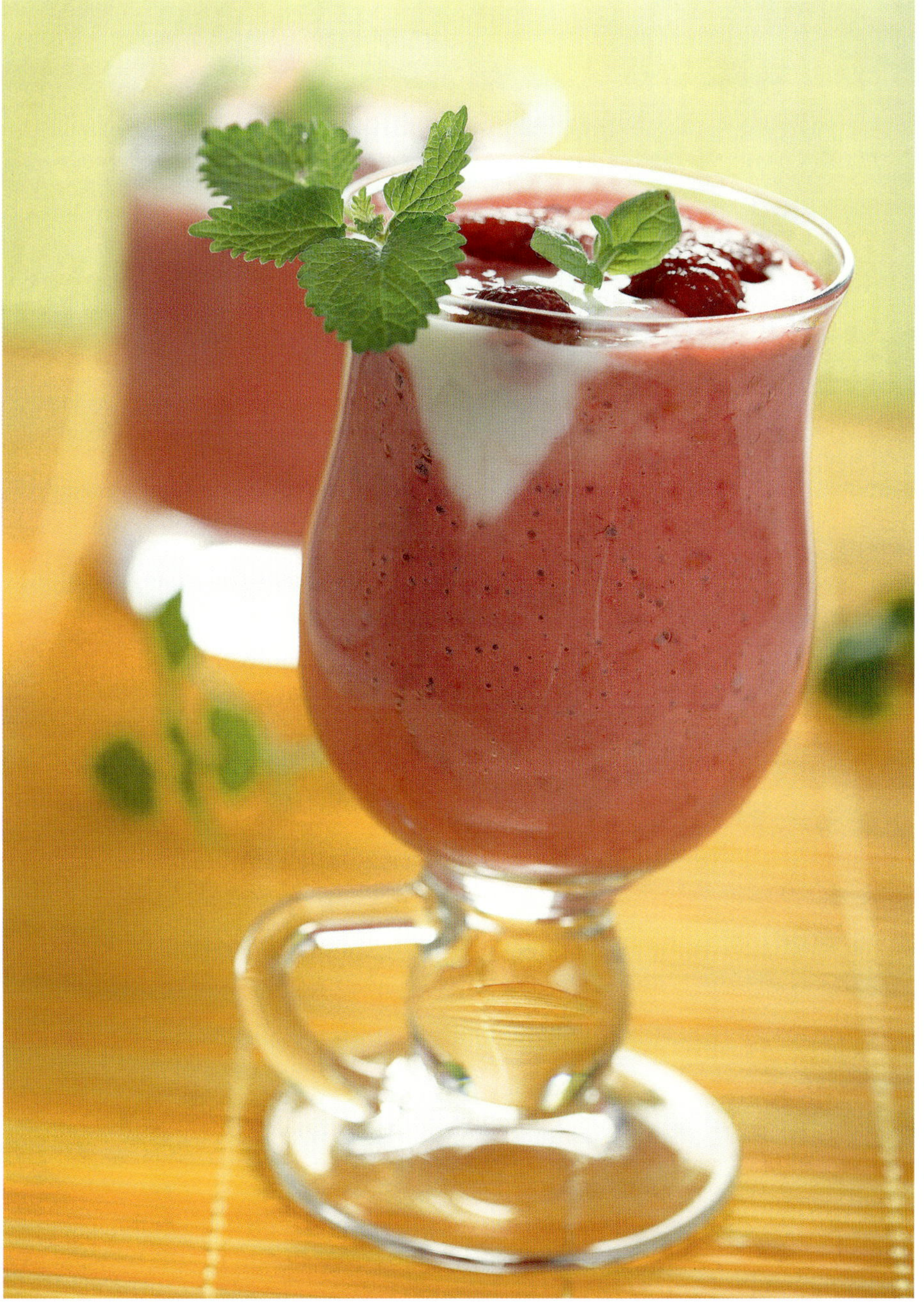

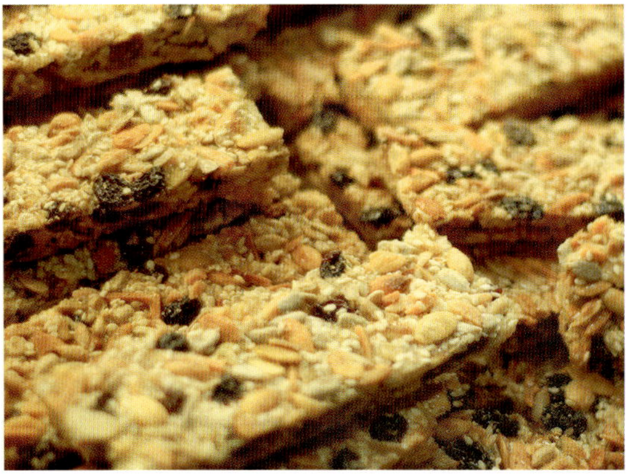

müse kann auch in Form von Cremesuppen, Eintöpfen, Aufläufen, im Backteig oder in Nudelsalaten verspeist werden und somit mehr Energie liefern.

Energiereiche Obstsorten sind Bananen, Kirschen, Weintrauben, Pflaumen und Trockenobst.

11 Zuckerreiche Lebensmittel am besten in Verbindung mit ballaststoffreichen Kohlenhydraten essen. Trockenfrüchte mit Honig in Müsli sind eine gute Kombination, da auf Grund der Ballaststoffe der Blutzucker nicht so schnell ansteigt. Snacks und Süßigkeiten zwischendurch sind erlaubt, sollen aber keine Hauptmahlzeit ersetzen. Müsliriegel oder Fruchtschnitten sind Schokoriegeln vorzuziehen, da sie in der Regel neben Fett und Zucker auch Vitamine, Mineralstoffe und Ballaststoffe enthalten.

12 Teigwaren, Reis, Klöße und Kartoffeln sollten entsprechend kalorienreich zubereitet werden. Vollkornbrot, Roggen- oder Weizenmischbrot mit Leinsamen, Sonnenblumenkernen und/oder Kürbiskernen sollte täglich gegessen werden. Sie sind wichtige ballaststoffreiche Kohlenhydratträger. Kuchen aus Blätter-, Plunder- oder Mürbeteig, Schokorührkuchen, Frankfurter Kranz, Windbeutel, Eclairs sollten nicht täglich auf dem Speiseplan stehen, können aber ab und zu gegessen werden.

13 Setzen Sie energiereiche Brotaufstriche wie vegetarische Varianten, Nuss-Aufstriche, Erdnusscreme ein.

14 Werten Sie Salate durch die Zugabe von Nüssen (geröstete Pistazien, Walnüsse, Mandeln) gesund kalorisch auf.

15 Wenn Soßen zum Essen gereicht werden, nicht auf der Grundlage von Mehlschwitze mit Butter, sondern mit pflanzlichen Ölen oder Margarine verfeinern.

16 Eine Gewichtszunahme kann durch den Einsatz von Zusatznahrung einfacher, schneller und sinnvoller durchgeführt werden. Bereiten Sie Milchshakes, Pudding, Cremespeisen, Quarkfruchtspeisen mit neutralen Trink- und Sondennahrungen zu. Wasser, Milch oder Sahne lässt sich in Rezepten für beispielsweise Suppen oder Kuchen durch Trinknahrung ersetzen.

17 Trinken Sie Obstsäfte über den Tag verteilt. Sie können pur oder als Schorle getrunken werden. Getränke wie Tee, Kaffee oder Kakao mit Haushaltszucker oder Traubenzucker süßen, in alle Getränke zusätzlich sogenannte diätetische Lebensmittel einrühren, Milch und/oder eventuell hin und wieder Sahne verwenden.

Tipps und Tricks zum gesunden Zunehmen im Überblick:

- Viele kleinere Mahlzeiten,
- kompakte Mahlzeiten mit hoher Energiedichte,
- Anreichern der Speisen mit Sahne, Butter/Diätmargarine, Schmand, Crème fraîche,
- Anreichern der Speisen mit Energiekonzentraten,
- öfter Aufläufe oder überbackene Speisen (Sandwich, Toast) in den Speisenplan einbauen, da das Überbacken zusätzliche Kalorien bringt,
- Kaffee mit Sahnehäubchen servieren,
- generell die Mahlzeiten optisch ansprechend servieren, um den Appetit anzuregen,
- vor dem Essen evtl. einen Aperitif oder Espresso-Tasse mit kräftiger Brühe zu sich nehmen,
- zwischendurch Milchshakes als Getränk,
- kleine Knabbereien in Reichweite stellen,
- Obstsalat mit Sahnehäubchen und Schokostreuseln oder Kakao überstäubt darreichen,
- frische Zutaten verwenden, Obst und Gemüse jahreszeitenbedingt einkaufen, um einen möglichst hohen Vitamin- und Mineralstoffgehalt zu ermöglichen,
- schonende Zubereitungsarten bevorzugen, um einen möglichst hohen Vitamin- und Mineralstoffgehalt zu ermöglichen,
- fettreiche Zubereitungsarten bevorzugen, z. B. Bratgut in Backteig/Bierteig tauchen oder panieren, im Fettbad ausbacken, Bratgut beim Grillen öfters mit austretendem Fett übergießen,
- statt Haushaltszucker Traubenzucker zum Süßen verwenden,
- bei Milch/-produkten die fettreicheren Varianten bevorzugen,
- mit Ruhe essen und eine angenehme Atmosphäre beim Essen schaffen.

Greifen Sie zu gesunden, kalorienreichen Nahrungsmitteln		
	kalorienreich	**kalorienarm**
Milch/-produkte	■ Milch und Joghurt, mind. 3,5 % Fett ■ Käse, mind. 45 % F. i. Tr. ■ Sahne, Crème fraîche, Crème double, Schmand	■ Milch und Joghurt unter 3,5 % Fett ■ Käse unter 45 % F. i. Tr.
Obst	■ alle Sorten, am besten frisch	■ Wassermelone
Gemüse	■ alle Sorten, am besten frisch oder TK	
Nährmittel	■ (Vollkorn-)Reis, (Vollkorn-)Nudeln, Weizenkörner	
Kartoffel/-produkte	■ Bratkartoffeln, Pommes frites, Pommes Duchesse, Pariser Kartoffeln, Klöße/Knödel, Püree mit Butter und Sahne, Gratin	■ Pellkartoffeln, Salzkartoffeln
Fisch/Fleisch/-produkte	■ Schwein, Rind, Kalb, Ente, Gans ■ fettreiche Fischsorten (Lachs, Hering, Makrele, Karpfen), Fischkonserven (Rollmops, Brathering, Hering in Sahnesoße), Fischsalate	■ Wild, Kaninchen, Pute, Huhn ■ fettarme Fischsorten (Seelachs, Kabeljau, Scholle), Meeresfrüchte (Muscheln)
Ei/-produkte	■ alle Sorten	■ gekochtes Ei
Brot/Backwaren	■ alle Brotsorten, besonders Vollkornprodukte ■ Plundergebäck, Blätterteig, Sahnetorten, gefüllte Kekse, im Fett Ausgebackenes (Berliner, Quarkbällchen), Streuselgebäck, Mürbeteig	■ Hefeteig, Biskuit
Fette/Öle	■ hochwertige Öle (kaltgepresst), Butter, (Diät-)Margarine, Mayonnaise	■ fettreduzierte Mayonnaise, Halbfettmargarine/-butter
Getränke	■ kalorienhaltige Getränke wie Fruchtsäfte, Limonaden, Cola	■ kalorienarme/-freie Getränke wie Mineralwasser, Tee, Schorlen
Zucker, Süßwaren, Knabbereien, Nüsse	■ alle Arten von Zucker, Traubenzucker ■ Bienenhonig, Konfitüren/Marmeladen ■ alle Schokoladensorten, alle Sorten Süßigkeiten ■ Chips, Flips, Zwiebelringe, Nüsse	■ kalorienreduzierte Konfitüren/Marmeladen ■ Diätschokoladen ■ Salzstangen ■ Süßstoffe
Gewürze	■ alle Sorten	
Zubereitungsarten	■ Braten, Backen, Gratinieren, Frittieren	■ Kochen, Dämpfen, Dünsten, Grillen, Garen in Folie oder Bratschlauch, Garen im Römertopf und Schnellkochtopf
Möglichkeiten der Anreicherung	■ Maltodextrin	

Musterplan – Zunehmen gut geplant

Der Musterplan hat gerade einmal 3150 Kilokalorien. Mit einer solchen Energiemenge nehmen Menschen mit einem Energiebedarf von 2500 Kilokalorien innerhalb von zehn bis 14 Tagen ein Kilogramm Gewicht zu. Wer also acht Kilogramm zunehmen möchte, benötigt 80 bis 110 Tage – das entspricht drei bis vier Monaten. Der Plan ist auch reich an Eiweiß und enthält wenig gesundheitsschädliche Substanzen wie Cholesterin, Purin und Zucker – eine gesunde Ernährungsweise ist auch, wenn man zunehmen möchte, wichtig.

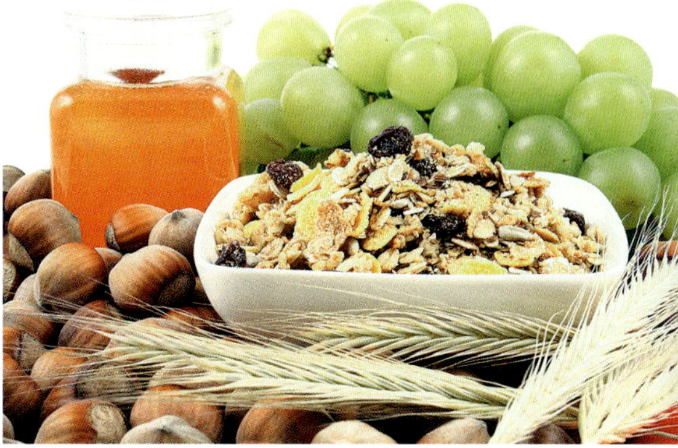

Ernährungsplan für Untergewichtige – 3150 Kilokalorien

Lebensmittel	Menge g	Energie kcal	Wasser g	Eiweiß g	Fett g	Kohlenhydrate g	Ballaststoffe g	Alkohol g	mf. ung. FS* g	Cholesterin g
Frühstück										
2 Vollkornbrötchen	100	237,6	36,6	8,6	3,7	41,9	6,6	0	2	0
Diätmargarine	20	141,8	3,9	0	16	0	0	0	8,4	0,2
Blütenhonig	20	61,3	4,9	0,1	0	15	0	0	0	0
Sauerkirsch-Konfitüre	25	69,3	7,8	0,1	0	16,8	0,1	0	0	0
1 Hühnerei	50	77,2	37	6,4	5,6	0,3	0	0	0,8	198
Harzer Käse	30	39,4	19,1	9	0,2	0	0	0	0	0,9
Zwischenanalyse:		626,6	109,3	24,3	25,5	74,1	6,7	0	11,2	199,1
Zwischendurch										
1 große Banane	150	142,7	110,7	1,7	0,3	32,1	3	0	0,1	0
Zwischenanalyse:		142,7	110,7	1,7	0,3	32,1	3	0	0,1	0
Zwischendurch										
Müsliriegel	40	150	9,6	2,8	7,6	17,6	1,7	0	1	0
Zwischenanalyse:		150	9,6	2,8	7,6	17,6	1,7	0	1	0

* mehrfach ungesättigte Fettsäuren

▶▶

Lebensmittel	Menge g	Energie kcal	Wasser g	Eiweiß g	Fett g	Kohlenhydrate g	Ballaststoffe g	Alkohol g	mf. ung. FS* g	Cholesterin g
Mittagessen										
Tomatencremesuppe	150	93,3	130,7	2,1	4,6	10,8	1,1	0	2	0,4
Kartoffelbrei	200	166	161,3	4,6	5,9	22,6	3,2	0	1	13
Rapsöl	10	87,5	0,1	0	9,9	0	0	0	3,2	0,2
Kabeljaufilet	200	179,3	155,4	40,6	1,6	0	0	0	0,6	120
Rapsöl	10	87,5	0,1	0	9,9	0	0	0	3,2	0,2
Broccoli	200	46,4	180,9	6,3	0,4	3,7	5,9	0	0,2	0
Mandelblättchen für den Broccoli	20	113,9	1,1	3,7	10,8	0,7	3	0	2,1	0
Zwischenanalyse:		773,9	629,7	57,4	43,1	37,8	13,2	0	12,3	133,8
Zwischendurch										
Joghurt, vollfett, mit Früchten	150	148,4	116,5	4,3	4,8	21,1	1,4	0	0,2	18
Zwischenanalyse:		148,4	116,5	4,3	4,8	21,1	1,4	0	0,2	18
Zwischendurch										
Käsekuchen aus Mürbeteig	150	414,4	70,5	13,3	21,2	41,9	1,4	0,2	1,3	177
Zwischenanalyse:		414,4	70,5	13,3	21,2	41,9	1,4	0,2	1,3	177
Abendessen										
2 Scheiben Vollkornbrot	100	187,9	44,1	6,5	1	37,6	8,7	0	0,5	0
Diätmargarine	20	141,8	3,9	0	16	0	0	0	8,4	0,2
Hüttenkäse	30	30,7	23,5	3,8	1,3	0,8	0	0	0	4,8
gek. Schinken	30	33,8	22,1	5,5	1,2	0,3	0	0	0,1	14,7
Tomaten	200	34,9	188,6	1,9	0,4	5,2	1,9	0	0,2	0
Rapsöl	20	175,1	0,2	0	19,8	0	0	0	6,4	0,4
Zwiebel	30	8,4	27,3	0,4	0,1	1,5	0,5	0	0	0
Zwischenanalyse:		612,6	309,7	18,1	39,7	45,4	11,1	0	15,6	20,1
Spätmahlzeit										
1 Banane	150	142,7	110,7	1,7	0,3	32,1	3	0	0,1	0
Joghurt, vollfett, mit Früchten	150	148,4	116,5	4,3	4,8	21,1	1,4	0	0,2	18
Zwischenanalyse:		291,1	227,2	6	5,1	53,1	4,4	0	0,3	18
Tages-Gesamtsumme:		**3159,8**	**1583,1**	**127,8**	**147,2**	**323**	**42,9**	**0,2**	**41,9**	**566**

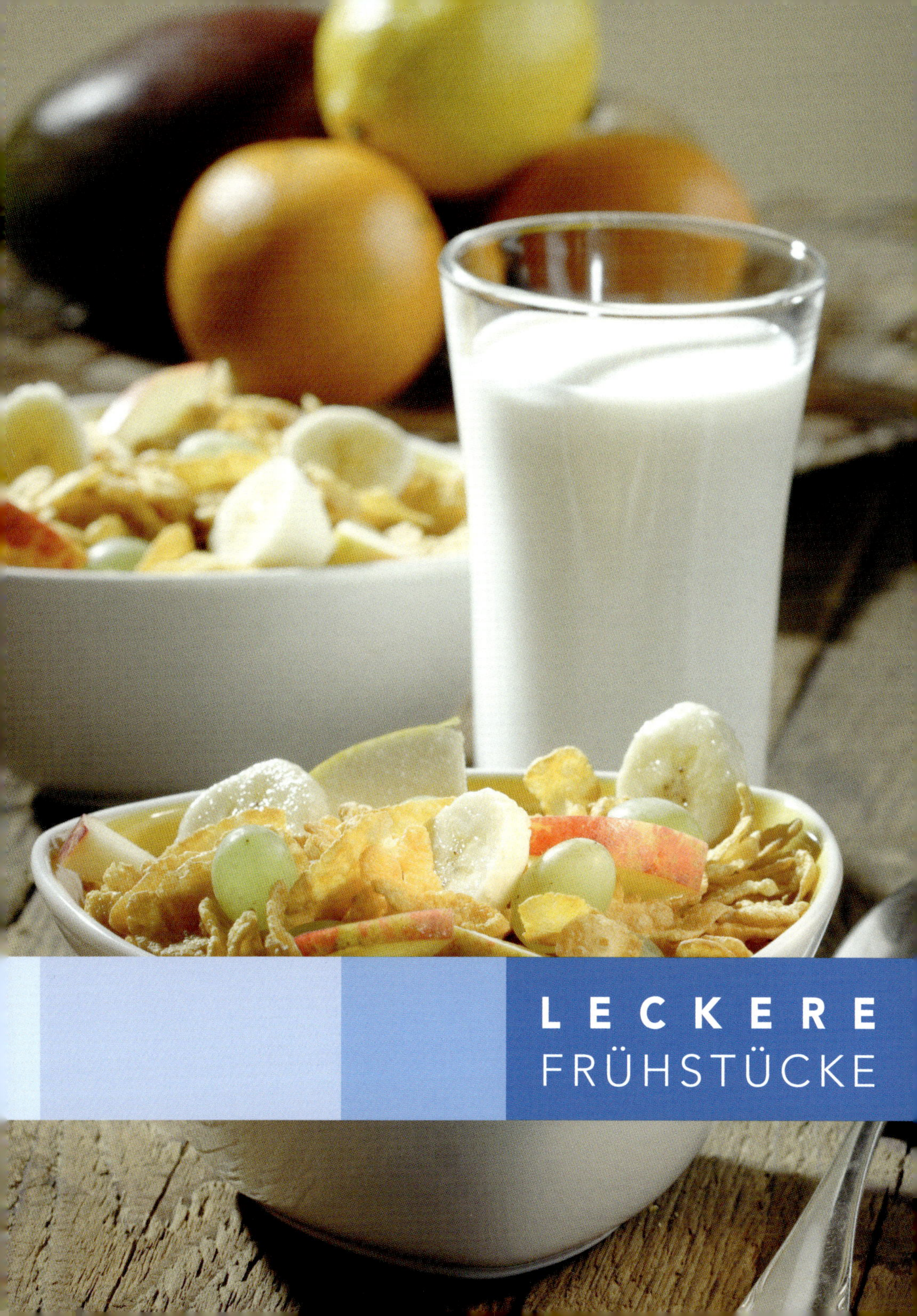
LECKERE
FRÜHSTÜCKE

**Starten Sie den Tag mit einem ausgiebigen Frühstück. Wer täglich richtig frühstückt, schafft eine gute Grundlage für den Tag.
Nehmen Sie sich Zeit und genießen Sie ein vollwertiges, energiereiches Frühstück ohne Stress – dann klappt es auch mit dem Zunehmen.
Denken Sie auch daran, ausreichend zum Frühstück zu trinken.**

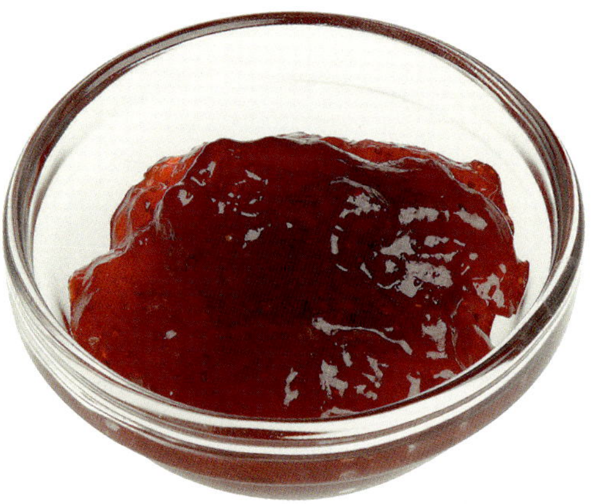

Frühstück mit Honig und Konfitüre

geht schnell

Zutaten für 1 Portion
300 ml Bohnenkaffee
1 TL Zucker
1 EL Sahne
2 (Vollkorn-)Brötchen
2 TL Diätmargarine/Butter
25 g Blütenhonig
25 g Erdbeerkonfitüre
1 EL Eiweißkonzentrat (z. B. Ressource Instant Protein 88)
Zubereitungszeit: 10 Minuten

Zubereitung

In den frisch gebrühten Kaffee Zucker, Eiweißkonzentrat und Sahne einrühren.

Die Brötchen durchschneiden und alle Hälften mit Margarine bestreichen. Nach Belieben Konfitüre und Honig darauf verteilen.

Eine Portion enthält:
505 kcal
15,8 g Eiweiß
12,2 g Fett
81,8 g Kohlenhydrate

Mediterranes Frühstück

gelingt leicht

Zutaten für 1 Portion
¼ l Schwarzer Tee oder Kaffee
2 TL Zucker
1 EL Kaffeesahne, 10 % Fett
1 (Vollkorn-)Brötchen
1 Scheibe Vollkorn- oder Roggenmischbrot
2 TL Diätmargarine/Butter
30 g Pesto
30 g Doppelrahmfrischkäse
1 EL Eiweißkonzentrat
Zubereitungszeit: 10 Minuten

Zubereitung

In den Tee oder Kaffee Zucker, Eiweißkonzentrat und Kaffeesahne einrühren.

Das Brötchen und das Brot mit Diätmargarine und abwechselnd je nach Belieben mit Pesto oder Frischkäse bestreichen.

Ein Portion enthält:
659 kcal
18,8 g Eiweiß
40,5 g Fett
55 g Kohlenhydrate

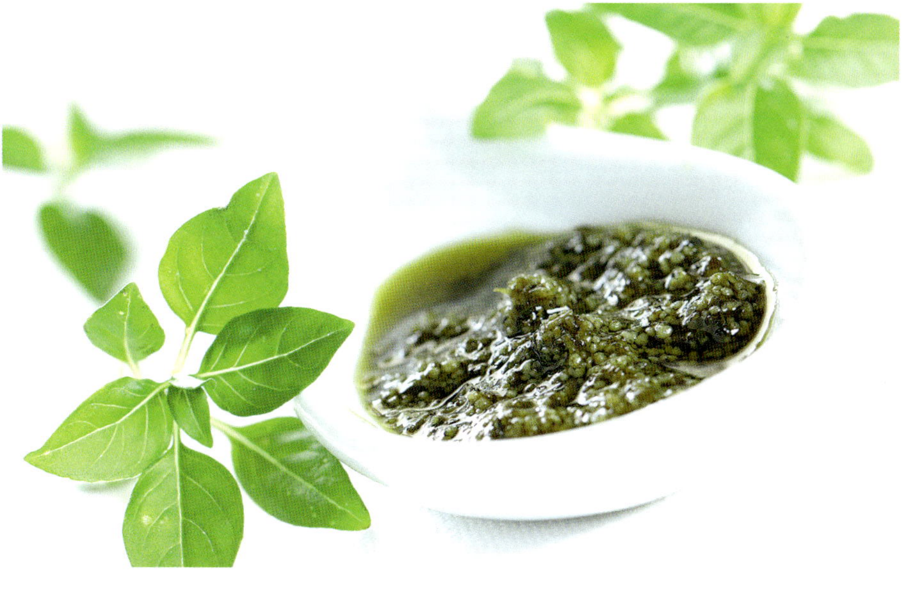

Frühstück mit französischem Weichkäse und Tomate

gelingt leicht

Zutaten für 1 Portion
200 ml Tee (Sorte nach Belieben)
2 TL Honig oder 4 TL Traubenzucker
1 Tomate
2 Scheiben Weizenvollkornbrot
1 EL Diätmargarine/Butter
35 g Weichkäse (z. B. Brie, mind. 50 % F. i. Tr.)
fluoridiertes Jodsalz oder Kräutersalz
1 EL Energiekonzentrat (z. B. Ressource Maltodextrin)
Zubereitungszeit: 10 Minuten

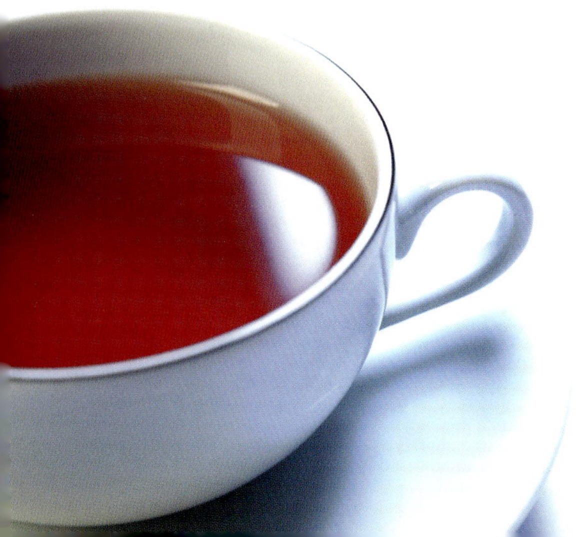

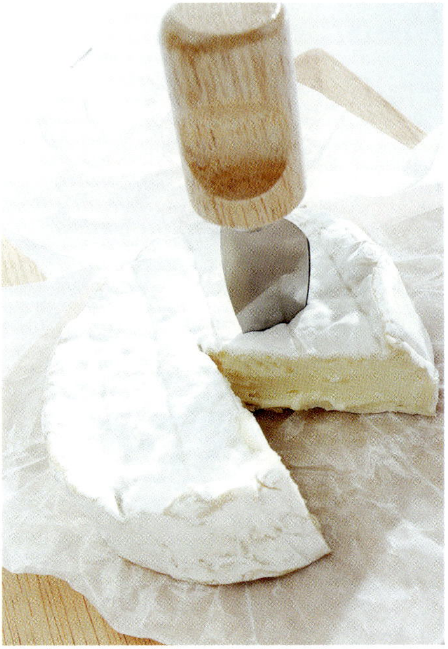

Zubereitung

Den Tee mit Honig oder Traubenzucker süßen und das Energiekonzentrat vollständig darin auflösen.

Die Tomate waschen, achteln und etwas salzen.

Das Brot mit Margarine bestreichen und den Weichkäse darauf verteilen.

Eine Portion enthält:
516 kcal
14,3 g Eiweiß
27,1 g Fett
53,4 g Kohlenhydrate

Radieschen-Knäcke

geht schnell

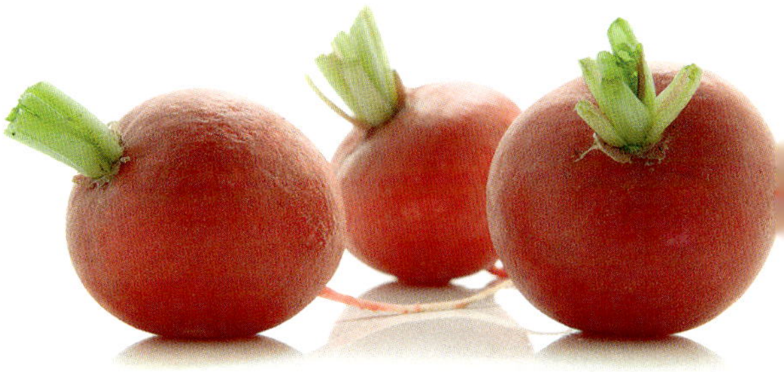

Zutaten für 1 Portion
50 g Radieschen
60 g Gervais, 50 % Fett, oder Doppelrahmfrischkäse
1 gehäufter EL Crème fraîche, 40 % Fett
4 Scheiben Vollkornknäckebrot
fluoridiertes Jodsalz
etwas frische Petersilie
1 EL Energiekonzentrat
Zubereitungszeit: 10 Minuten

Zubereitung

Radieschen putzen, waschen, grob raspeln, in eine Schüssel geben und etwas salzen. Kurz stehen lassen, damit sie wässern.

Inzwischen die Petersilie waschen und wiegen oder hacken. Crème fraîche mit dem Energiekonzentrat verrühren.

Die Radieschen ausdrücken, das Wasser abgießen. Mit Petersilie, Gervais, Crème fraîche und Salz vermengen. Die Masse auf das Knäckebrot streichen.

Ein Portion enthält:
472 kcal
20 g Eiweiß
19,6 g Fett
53,4 g Kohlenhydrate

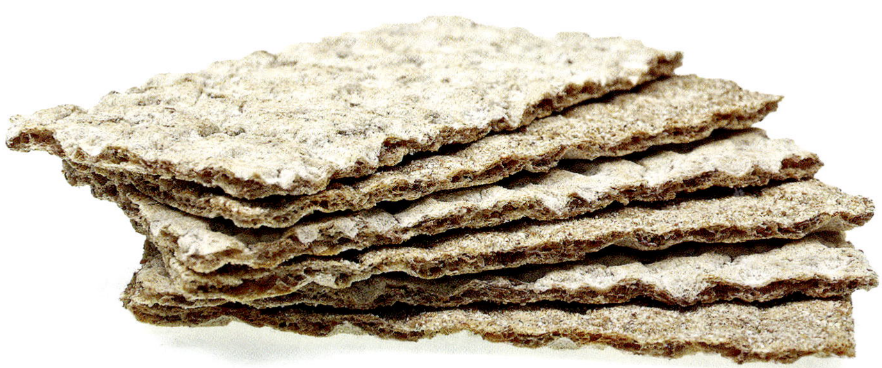

Konzentrationsmüsli

energiereich

Zutaten für 1 Portion
½ Apfel
½ Banane
4 getrocknete Aprikosen
200 g Vollmilchjoghurt, mind. 3,5 % Fett
2 TL Honig
3 EL Haferflocken
2 EL Cornflakes
1 TL Leinsamen
1 EL gehäufter Walnüsse
1 EL Energiekonzentrat
Zubereitungszeit: 15 Minuten

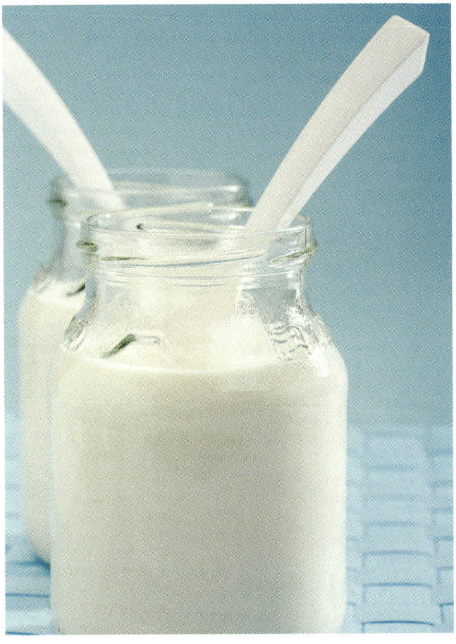

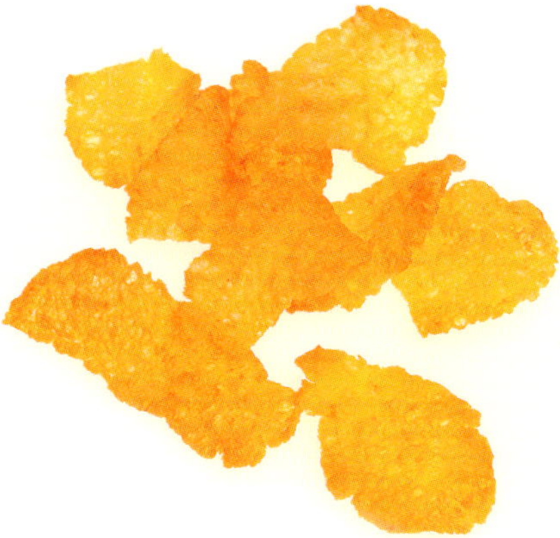

Zubereitung

Den Apfel waschen und reiben, die Banane schälen und in Scheiben schneiden. Die Aprikosen vierteln oder in Streifen schneiden.

In den Joghurt das Energiekonzentrat und den Honig einrühren.

Apfel, Bananen, Aprikosen, Haferflocken, Cornflakes und Leinsamen in den Joghurt geben und alles gut verrühren.

Mit Walnüssen bestreut servieren.

Eine Portion enthält:
713 kcal
18,3 g Eiweiß
14,2 g Fett
122,9 g Kohlenhydrate

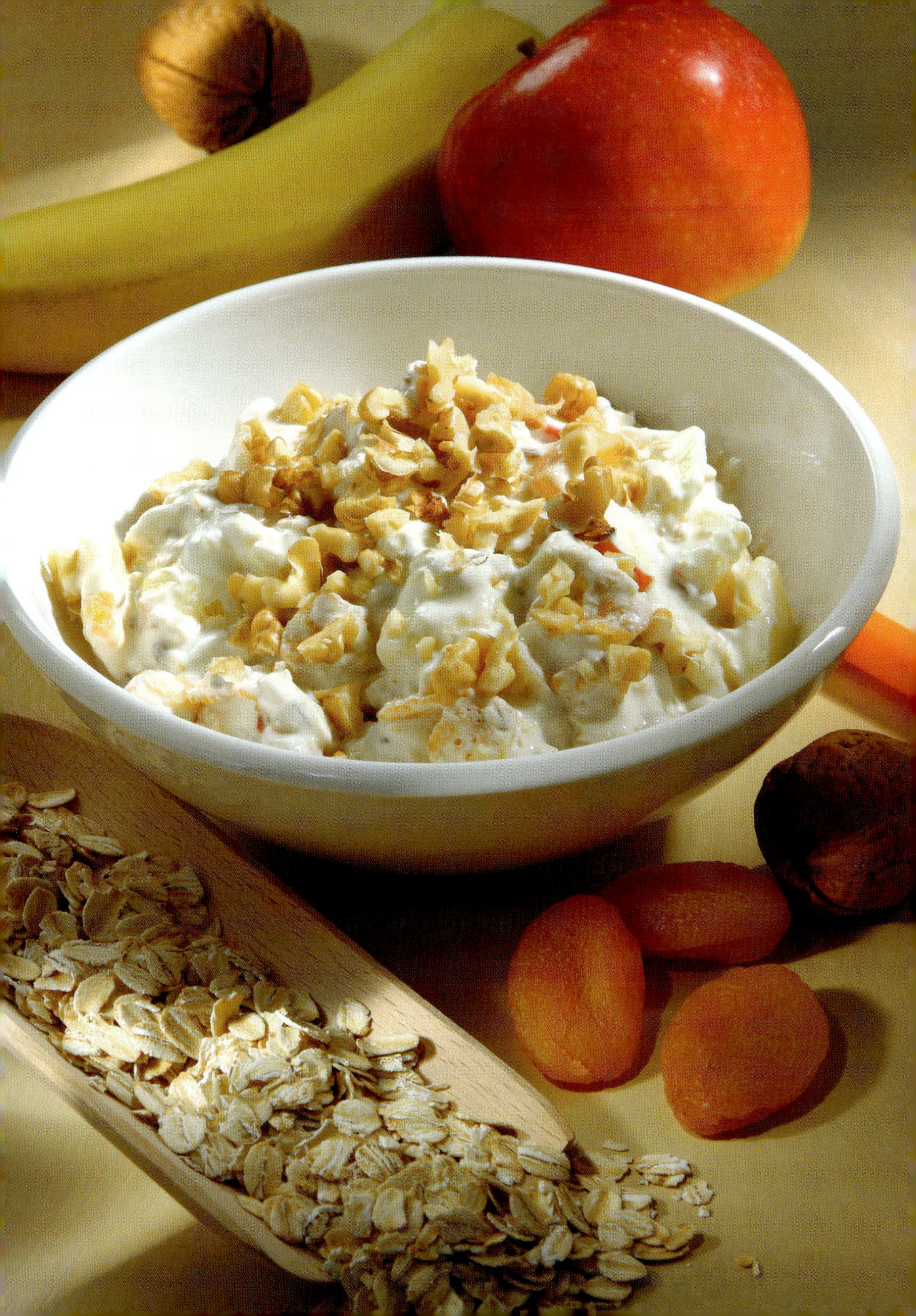

Früchtemüsli

energiereich

Zutaten für 1 Portion
200 g gemischtes Obst der Saison
100 ml Vollmilch
50 ml Sahne
1 TL Honig
2 TL Traubenzucker
2 EL Vollkornhaferflocken
1 TL Rosinen
1 TL Sonnenblumenkerne
1 TL Haselnusskerne
1 EL Energiekonzentrat
Zubereitungszeit: 15 Minuten

Zubereitung

Obst waschen, bei Bedarf schälen und in kleine Stücke schneiden.

In der Milch das Energiekonzentrat auflösen und in den Honig einrühren.

Haferflocken, Rosinen, Sonnenblumenkerne und Haselnusskerne dazugeben und alles vermischen.

Eine Portion enthält:
472 kcal
11,9 g Eiweiß
13,6 g Fett
74 g Kohlenhydrate

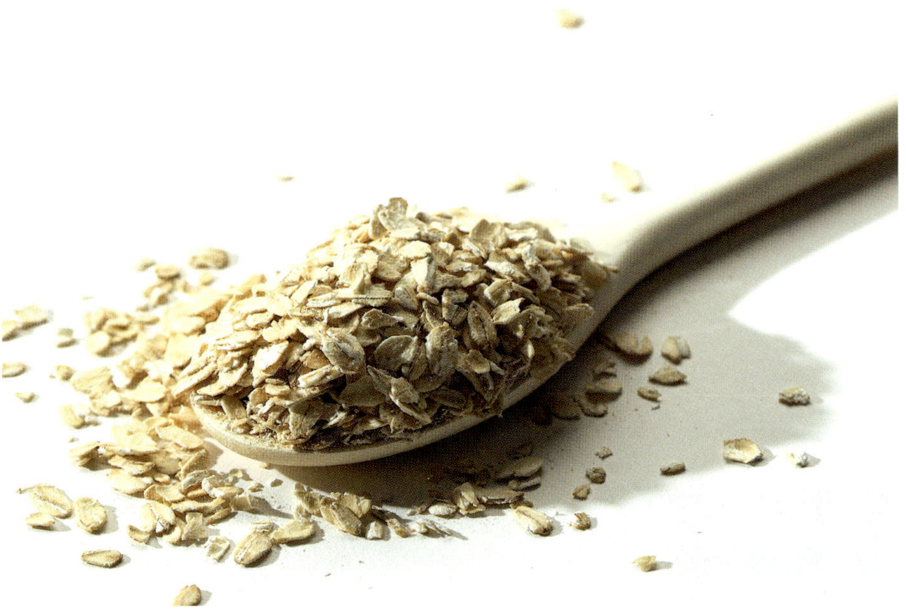

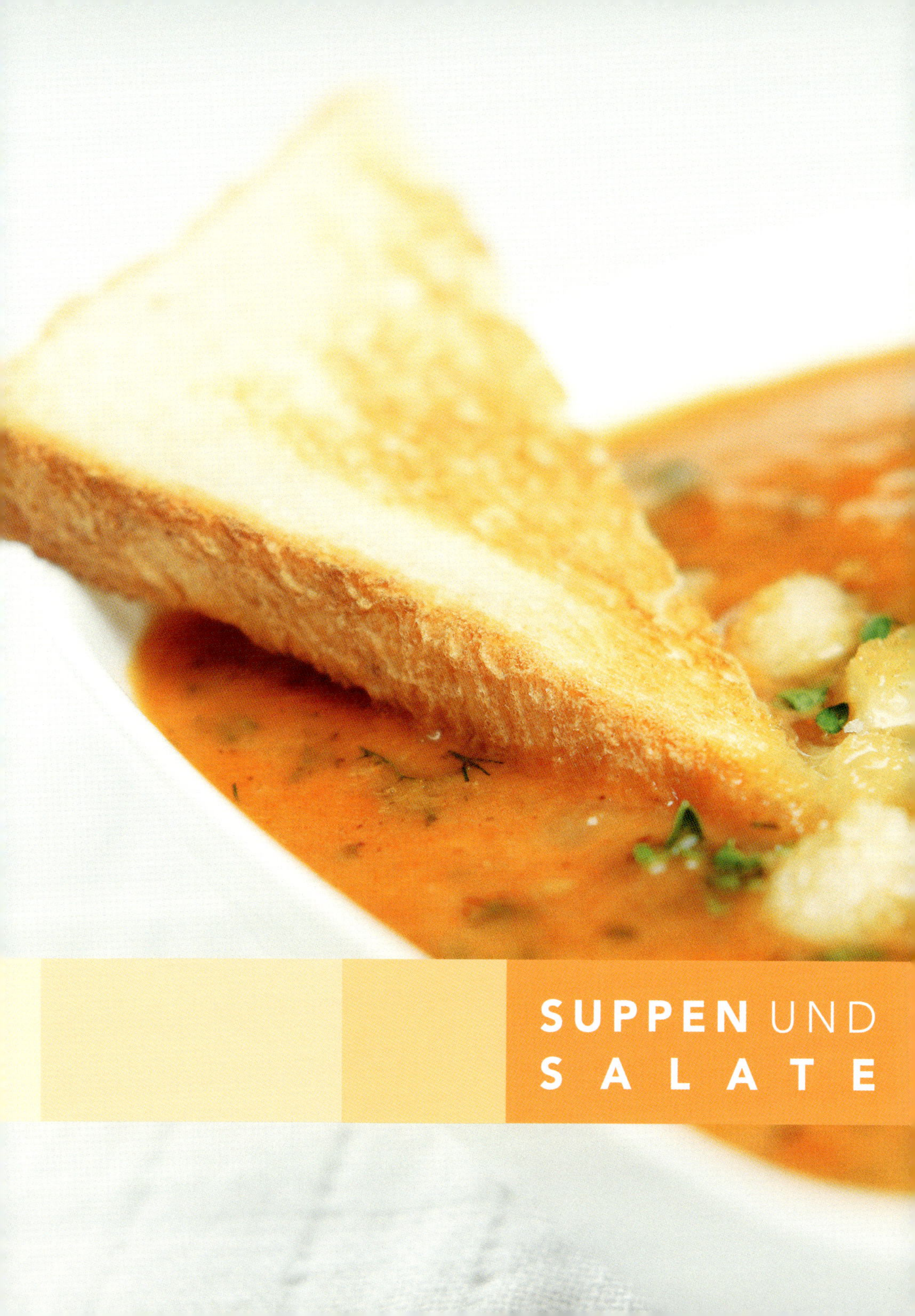

SUPPEN UND SALATE

Kräftige, nahrhafte Suppen sind ideal als erster Gang eines genussvollen Mittagessens, das Ihnen einen neuen Energieschub gibt. Mit herzhaften Salaten als Beilage können Sie ein Mittagessen gut ergänzen. Suppen und Salate eignen sich aber auch wunderbar als Abendessen.

Indische Bananensuppe

exotisch

Zutaten für 4 Portionen
1 Frühlingszwiebel
30 g Butter
½ l Gemüsebrühe
¼ l Milch, 3,5 % Fett
2 TL Curry
½ TL fluoridiertes Jodsalz
3 Bananen
Saft von einer ½ Zitrone
⅛ l Apfeldick- oder Johannisbeersaft
⅛ l Sahne
1 Kästchen Kresse
Zubereitungszeit: 15 Minuten

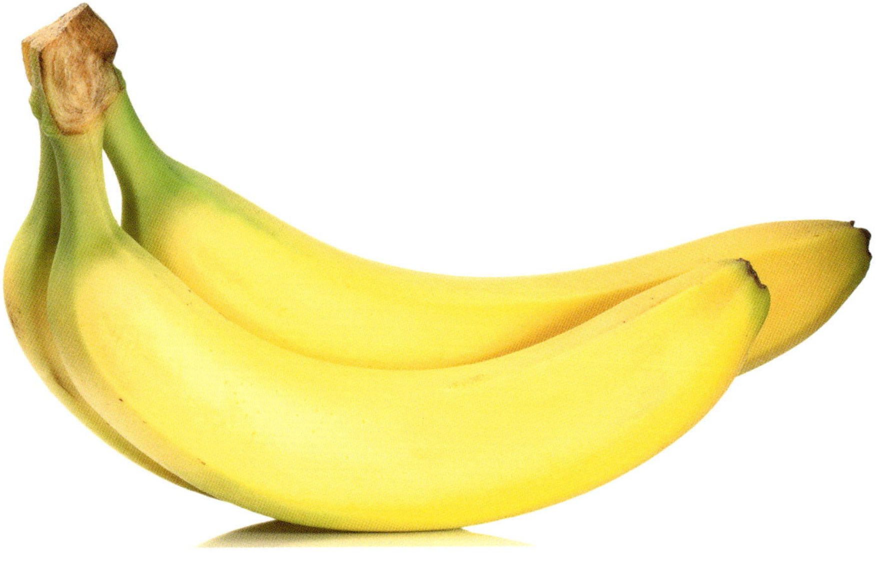

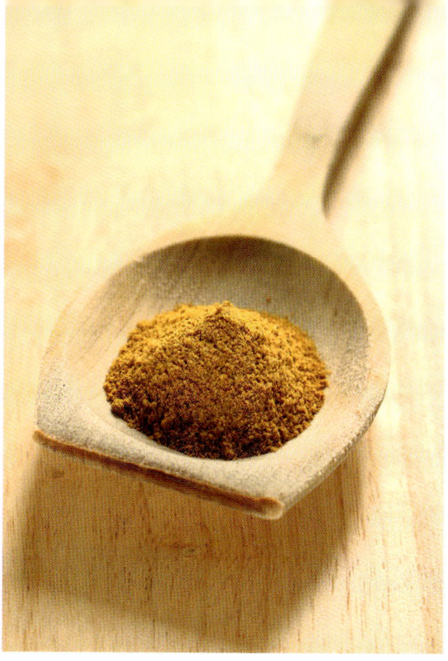

Zubereitung

Frühlingszwiebel in feine Ringe schneiden und in der Butter glasig schwitzen.

Mit der Brühe und Milch ablöschen, mit Curry und Salz abschmecken. 2 Bananen pürieren, mit Zitronensaft, Apfeldick- bzw. Johannisbeersaft mischen und zur Suppe geben.

Die Banane in Scheiben schneiden und zusammen mit der Sahne und der Kresse unter die Suppe ziehen. Nochmals abschmecken und servieren.

Eine Portion enthält:
286 kcal
4,2 g Eiweiß
18,6 g Fett
28,3 g Kohlenhydrate

Gurken-Carpaccio

mediterran

Zutaten für 1 Portion
80 g Gurke
3 Radieschen
1 EL Keimlinge
italienische Kräutermischung
30 g Ziegenkäse
1 EL Balsamessig
1 EL Olivenöl extra vergine
Kräutersalz
Pfeffer
Zubereitungszeit: 10 Minuten

Zubereitung

Gurke und Radieschen gründlich waschen, putzen und in feine Scheiben schneiden. Auf einem großen Teller arrangieren.

Keimlinge und Kräuter darüber streuen. Den Ziegenkäse würfeln und ebenfalls darüber verteilen.

Übrige Zutaten zu einem Dressing rühren und alles damit beträufeln.

Eine Portion enthält:
226 kcal
11,4 g Eiweiß
16 g Fett
8,9 g Kohlenhydrate

Zwiebelsuppe mit Weißbrotscheiben

braucht etwas Zeit

Zutaten für 4 Portionen
320 g Zwiebeln
5 TL Diätmargarine
2 EL Weizenmehl
750 g Rinderbrühe
⅛ l trockener Weißwein
2 ½ EL Eiweißkonzentrat
fluoridiertes Jodsalz
Pfeffer
4 Scheiben Vollkorntoast
4 Scheiben Raclette-Käse
Zubereitungszeit: 25 Minuten

Zubereitung

Zwiebeln schälen, in Ringe schneiden und in 2 gestrichenen EL Margarine anschwitzen. Mit Mehl bestäuben und kurz anrösten.

Die Brühe dazugießen und die Zwiebeln garen. Die Suppe salzen und pfeffern, Weißwein sowie Eiweißkonzentrat hinzufügen.

Die Toastscheiben rund ausstechen und in der restlichen Margarine anrösten. Die Suppe in feuerfeste Tassen füllen. Toastscheiben und jeweils eine Scheibe Käse daraufgeben.

Die Zwiebelsuppe unter dem vorgeheizten Grill kurz überbacken.

Eine Portion enthält:
355 kcal
16,0 g Eiweiß
18,4 g Fett
20,2 Kohlenhydrate

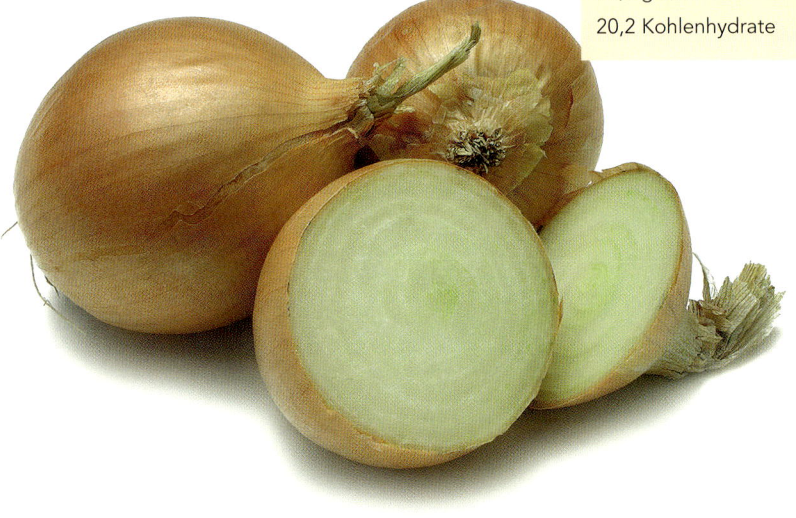

Weinsuppe

gelingt leicht

Zutaten für 1 Portion
1 Scheibe Vollkorntoast
2 TL Diätmargarine
200 ml Rindfleischbrühe
3 EL trockener Weißwein
2 EL Sahne
fluoridiertes Jodsalz
Muskat
1 Eigelb
6 g Eiweißkonzentrat
geh. Petersilie
Zubereitungszeit: 15 Minuten

Eine Portion enthält:

403 kcal
14 g Eiweiß
29,2 g Fett
13,8 g Kohlenhydrate

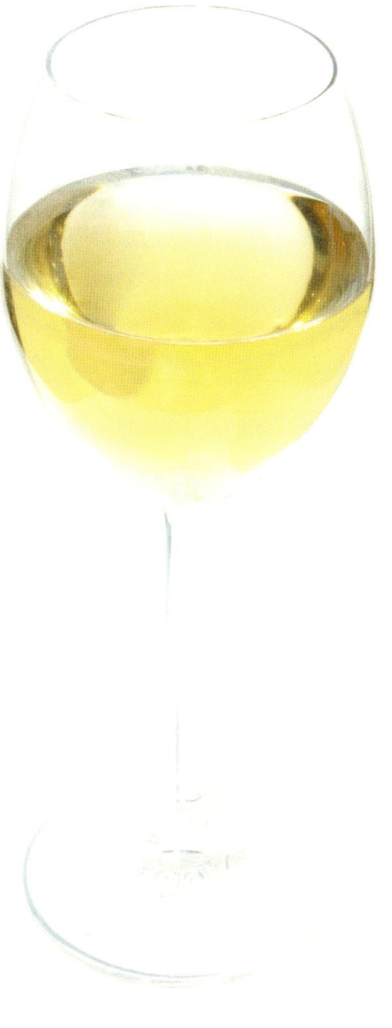

Zubereitung

Toastbrot in kleinen Würfeln in der Margarine anrösten.

Die Rindfleischbrühe mit dem Weißwein aufkochen, Sahne dazugießen, mit Salz und Muskat würzen und noch einmal aufkochen lassen.

Die Suppe von der Herdplatte nehmen, Eigelb und Eiweißkonzentrat unterrühren, am besten vorsichtig legieren.

Mit Brotwürfeln und Petersilie servieren.

Käsecremesuppe

energiereich

Zutaten für 2 Portionen
15 g Butter
20 g Weizenmehl
300 ml Rinderbrühe
200 ml Milch, 3,5 % Fett
2 EL Energiekonzentrat
35 g Schmelzkäse oder Frischkäse, 60 % F. i. Tr.
fluoridiertes Jodsalz
Pfeffer
Schnittlauch
Zubereitungszeit: 20 Minuten

Zubereitung

Butter im Topf zum Schmelzen bringen und das Mehl einstreuen. Unter ständigem Rühren hellgelb schwitzen, mit der Brühe ablöschen und dabei immer gut rühren. Bei schwacher Hitze ca. 10 Minuten weiterköcheln lassen.

Den Schmelzkäse zerkleinern und langsam in die Suppe geben. Milch mit dem Energiekonzentrat verrühren und in die Käsesuppe einrühren.

Mit Salz und Pfeffer abschmecken. Kurz vor dem Anrichten den Schnittlauch in feine Röllchen schneiden und darüberstreuen.

Eine Portion enthält:
424 kcal
12,8 g Eiweiß
30,7 g Fett
23,9 g Kohlenhydrate

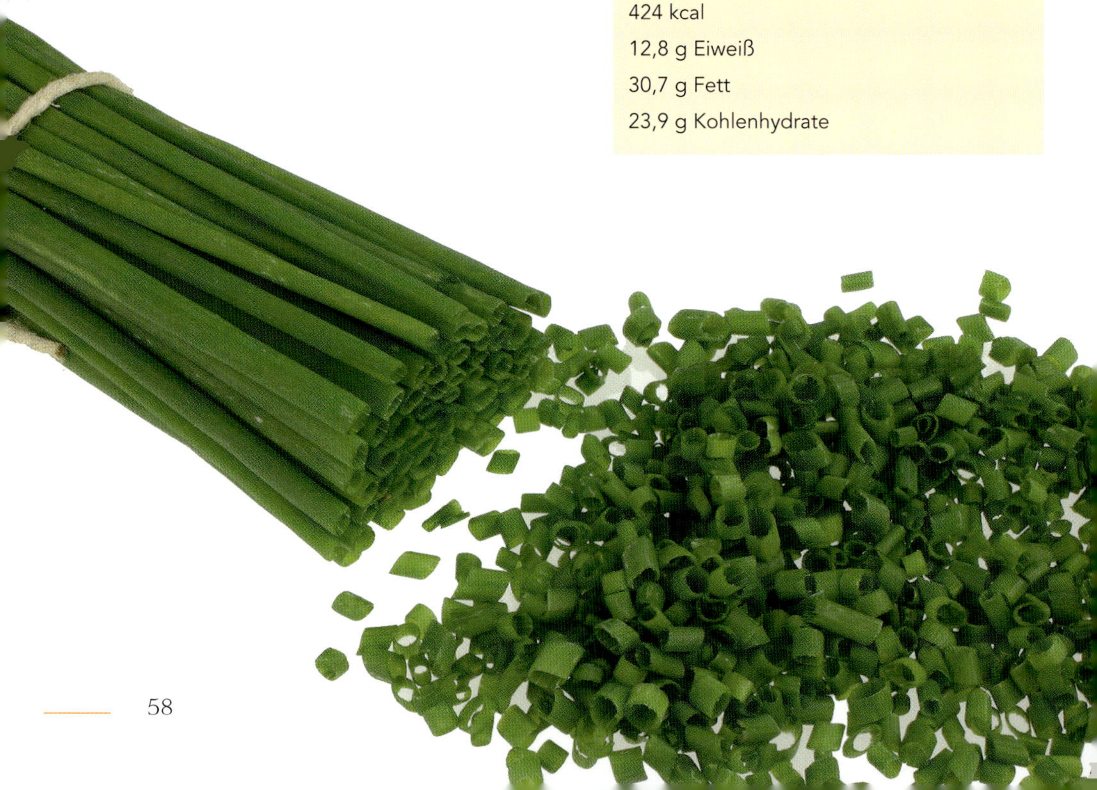

Tomatensuppe mit Reis

gelingt leicht

Zutaten für 1 Portion
1 kleine Zwiebel
2 TL Diätmargarine
1 EL Tomatenmark
1 kleine Dose Pizzatomaten (250 g)
15 g Energiekonzentrat
80 g gekochter Reis
½ TL Kräuter der Provence
fluoridiertes Jodsalz
Pfeffer
1 EL saure Sahne
Zubereitungszeit: 15 Minuten

Zubereitung

Die Zwiebel schälen und fein hacken. Die Margarine erhitzen und die Zwiebel darin anschwitzen.

Tomatenmark dazugeben und kurz mitdünsten. Mit den Pizzatomaten auffüllen und alles zusammen 5 Minuten kochen lassen.

Das Energiekonzentrat einrühren und die Suppe pürieren. Den gekochten Reis in der Suppe kurz mit erwärmen.

Kräuter und Gewürze zugeben und die Suppe in einen Teller füllen. Einen Klecks saure Sahne in die Mitte setzen, mit einer Gabel kreisförmig kurz durch ziehen und die Suppe so marmorieren.

Eine Portion enthält:
292 kcal
5,2 g Eiweiß
13,6 g Fett
36,2 g Kohlenhydrate

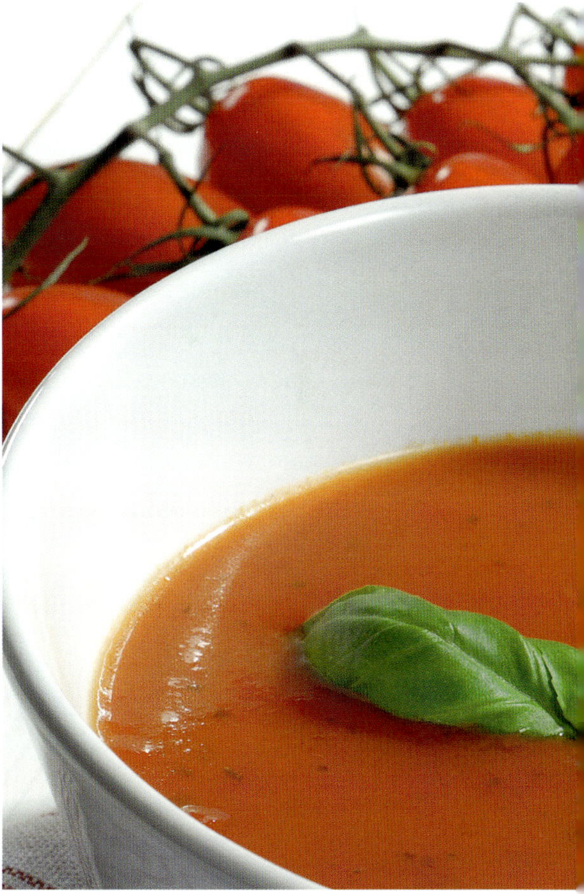

Feine Sauerampfersuppe

braucht etwas Zeit

Zutaten für 4 Portionen
1 Bund Sauerampfer
1 kleine Zwiebel
½ Lauchstange
4 Kartoffeln
1 EL Diätmargarine
200 ml trockener Weißwein
600 ml Rindfleischbrühe
100 g Sahne
100 ml Energiekonzentrat flüssig (z. B. Isosource STANDARD, neutral)
fluoridiertes Jodsalz
Pfeffer
Muskat
etwas Zitronensaft
Zubereitungszeit: 30 Minuten

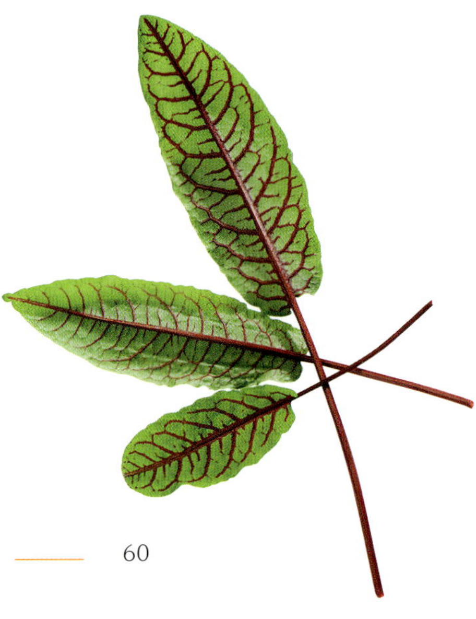

Zubereitung

Die Stiele der Sauerampferblätter abschneiden und die Blätter waschen.

Die Zwiebel schälen, den Lauch waschen und putzen, beides in feine Ringe schneiden.

Die Kartoffeln schälen und klein würfeln.

Die Margarine erhitzen, darin Kartoffeln, Zwiebeln und Lauch anschwitzen, das Gemüse mit Weißwein ablöschen und mit der Brühe auffüllen.

Etwa 15 Minuten dünsten, bis die Kartoffeln bissfest sind, danach die Sauerampferblätter zugeben. Weiter kochen lassen, bis die Blätter zusammengefallen sind, das dauert nur etwa 2 Minuten.

Die Suppe pürieren, Sahne und die Zusatznahrung hinzufügen und kurz aufkochen lassen. Mit Salz, Pfeffer und Muskat würzen.

Zum Schluss noch etwas Zitronensaft in die Suppe rühren, sonst bekommt sie schnell eine bräunlich grüne Farbe.

Eine Portion enthält:
306 kcal
7,5 g Eiweiß
17,4 g Fett
19,4 g Kohlenhydrate

Frische Radieschensuppe

gelingt leicht

Zutaten für 1 Portion
80 g Radieschen
1 kleine Schalotte
1 TL Diätmargarine
3 TL Hafer, gemahlen
200 ml Gemüsebrühe
etwas Liebstöckel
10 g Energiekonzentrat
2 ½ EL Sahne
fluoridiertes Jodsalz
Pfeffer
Zubereitungszeit: 15 Minuten

Zubereitung

Radieschen putzen, waschen und grob hacken. Schalotte schälen, waschen und fein würfeln.

Die Margarine erhitzen, darin Radieschen und Schalotte anschwitzen. Den Hafer dazustreuen und kurz mitrösten.

Mit der Gemüsebrühe aufgießen und die Suppe etwa 5 Minuten kochen lassen. Liebstöckel und Energiekonzentrat dazugeben und die Suppe pürieren.

Zum Schluss die Sahne beifügen, nochmals kurz erhitzen und mit Salz und Pfeffer würzen.

Eine Portion enthält:
268 kcal
6 g Eiweiß
19,2 g Fett
18,2 g Kohlenhydrate

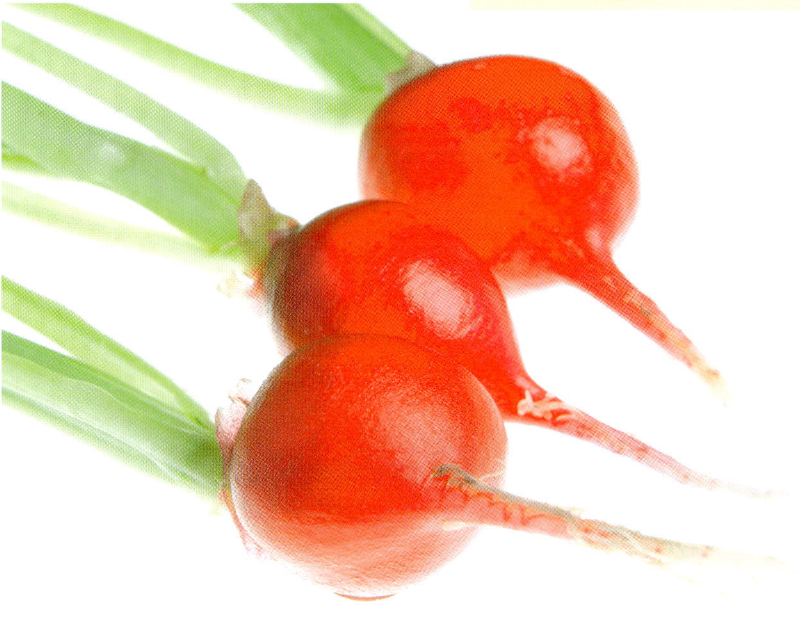

Grünkern-Gemüse-Suppe

braucht etwas Zeit

Zutaten für 1 Portion
1 Frühlingszwiebel
¼ Kohlrabi
½ Möhre
2 TL Diätmargarine
20 g Grünkern
¼ l Gemüsebrühe
20 g Erbsen, TK
1 EL saure Sahne
6 g Eiweißkonzentrat
fluoridiertes Jodsalz
Pfeffer
Muskat
1 TL Curry
geh. Petersilie
Zubereitungszeit: 35 Minuten

Zubereitung

Die Frühlingszwiebel putzen, waschen und in Ringe schneiden.

Den Kohlrabi und die Möhre schälen und in feine Stifte schneiden.

Die Margarine erhitzen und das Gemüse darin anschwitzen. Den Grünkern zugeben und kurz mitdünsten. Mit der Brühe auffüllen und zugedeckt etwa 20 Minuten kochen lassen. Etwa 5 Minuten vor Schluss die Erbsen zugeben.

Die saure Sahne und das Eiweißkonzentrat einrühren, würzen und mit Petersilie bestreut servieren.

Eine Portion enthält:
273,1 kcal
17 g Eiweiß
11, 6 g Fett
24,7 g Kohlenhydrate

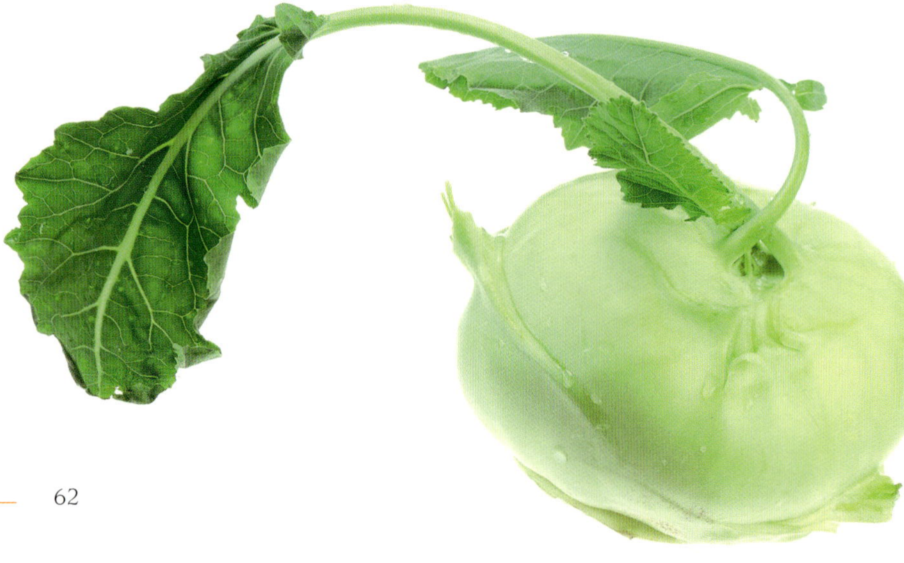

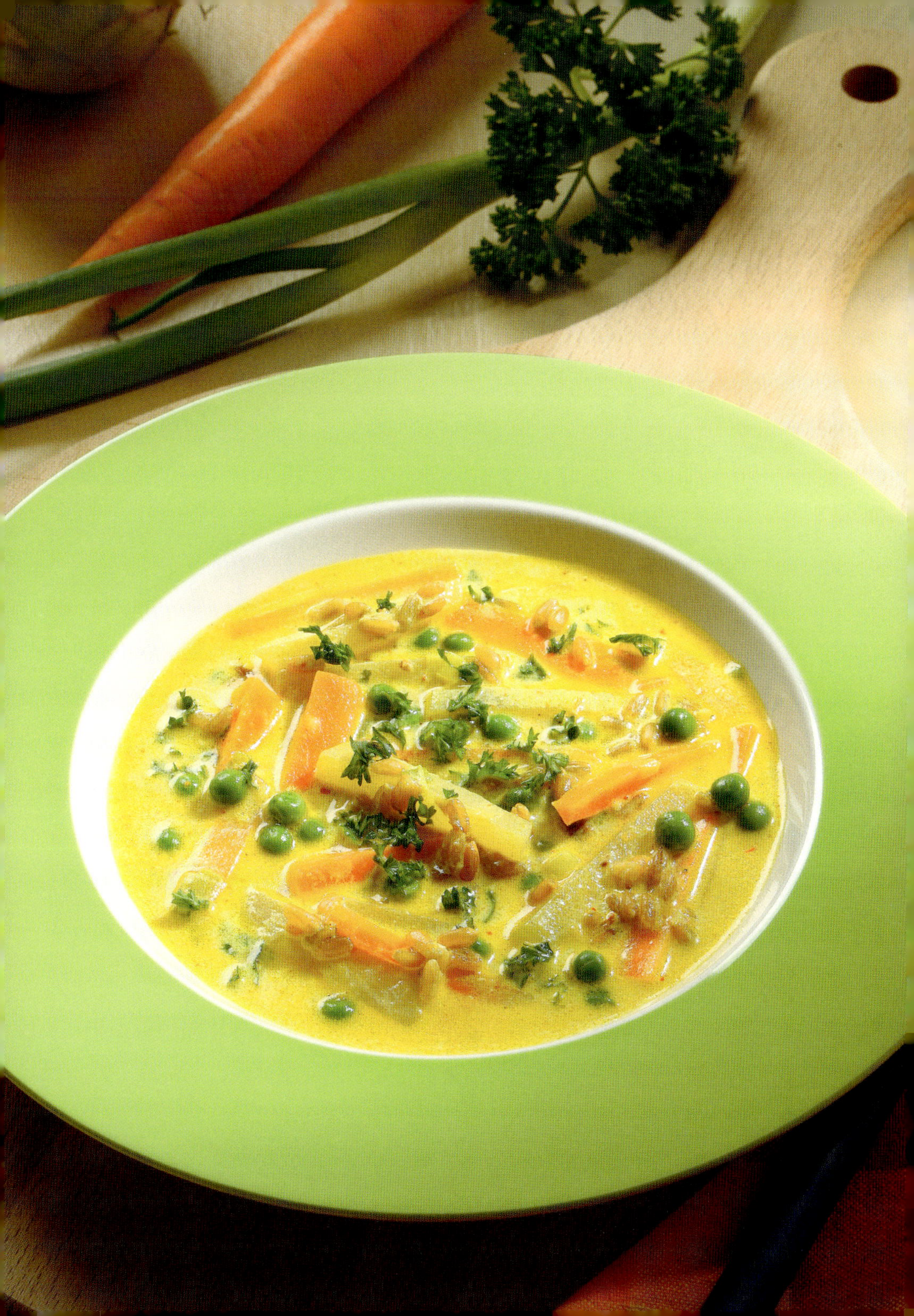

Weißkrautrohkost

gelingt leicht

Zutaten für 1 Portion
100 g Weißkraut
30 g Orange
50 g Apfel
30 g Weintrauben
1 EL Olivenöl extra vergine
fluoridiertes Jodsalz
Kümmelkörner
Pfeffer
1–2 TL Essig
1 TL geh. Walnüsse
Zubereitungszeit: 15 Minuten **Marinierzeit: 30 Minuten**

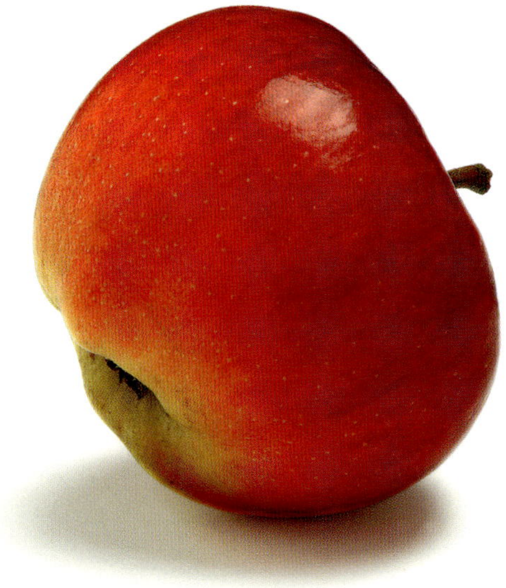

Zubereitung

Das Kraut waschen und fein schneiden. Die Orange schälen, filetieren und klein schneiden. Apfel würfeln, Weintrauben halbieren und eventuell entkernen. Alles in eine Schüssel geben.

Aus Öl, Salz, Kümmel, Pfeffer, Essig und Wasser eine Marinade herstellen und über den Salat gießen. Etwa 30 Minuten ziehen lassen.

Vor dem Servieren die Walnüsse über den Salat streuen.

Eine Portion enthält

251 kcal
2,8 g Eiweiß
18,6 g Fett
17,9 g Kohlenhydrate

Tipps & Hinweise

Weißkrautstreifen eventuell etwas klopfen, damit das Kraut mürber wird.

Basilikum-Kartoffelsalat

braucht etwas Zeit

Zutaten für 4 Portionen
750 g Kartoffeln, festkochend
2 Schalotten
Saft von 1 Zitrone
2 EL Weißweinessig
1 Pr. Zucker
½ TL mittelscharfer Senf
fluoridiertes Jodsalz
Pfeffer
50 g getrocknete, in Öl eingelegte Tomaten
4 EL Öl von den eingelegten Tomaten
1 kleiner Friséesalat
½ Bund Basilikum
1 EL Pinienkerne
Zubereitungszeit: 30 Minuten **Marinierzeit: 1 Stunde**

Zubereitung

Kartoffeln waschen und mit Schale etwa 25 Minuten kochen. Abschrecken, pellen und in Scheiben schneiden.

Die Schalotten schälen, waschen und fein hacken. Mit Zitronensaft, Essig, Zucker, Senf und etwas Wasser verrühren, salzen und pfeffern.

Die eingelegten Tomaten abtropfen lassen, dabei das Öl auffangen. Die Tomaten in Streifen schneiden und mit dem Öl unter die Marinade rühren.

Die Kartoffeln mit der Marinade vermengen und etwa eine Stunde ziehen lassen.

Inzwischen den Friséesalat waschen und zerkleinern, das Basilikum waschen, trocken tupfen und die Blätter abzupfen.

Kurz vor dem Servieren den Salat mit Salz und Pfeffer abschmecken. Den Friséesalat unterheben, Pinienkerne und Basilikum darüberstreuen.

Eine Portion enthält:
266 kcal
5,8 g Eiweiß
12,9 g Fett
30,5 g Kohlenhydrate

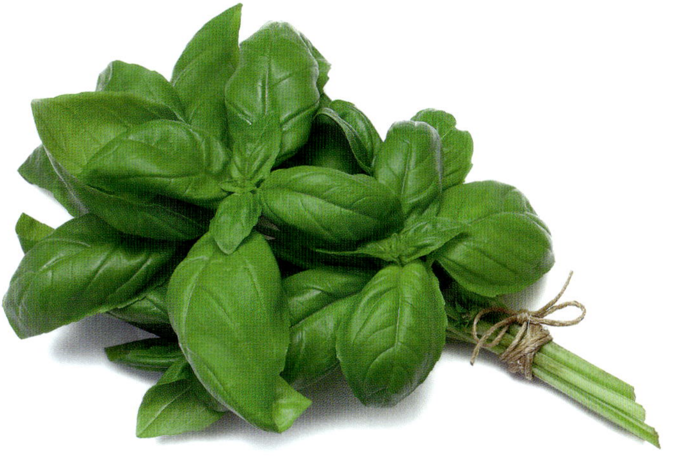

Bunter Kartoffelsalat

braucht etwas Zeit

Zutaten für 4 Portionen
800 g Kartoffeln, festkochend
2–3 Äpfel
2 saure Gurken
2 hartgekochte Eier
½ rote Paprika
150 g Schinkenwurst
4 EL Mayonnaise
1 kleine Zwiebel
250 g Joghurt, natur, 3,5 % Fett
Essig
Zucker
Wasser von den sauren Gurken
fluoridiertes Jodsalz
Pfeffer
Petersilie oder Schnittlauch oder Kräutermischung, TK
Zubereitungszeit: 35 Minuten **Marinierzeit: 12 Stunden**

Zubereitung

Kartoffeln waschen und mit Schale etwa 25 Minuten kochen. Danach abschrecken, pellen und grob würfeln.

Zwiebel schälen und fein hacken.

Äpfel und Paprika waschen, putzen und mit den sauren Gurken, Eiern und Schinkenwurst in Würfel schneiden. Mit den Kartoffelwürfel locker vermengen.

Mayonnaise mit dem Joghurt gut verrühren, mit Salz, Pfeffer, Essig, Zucker und Gurkenwasser abschmecken.

Marinade über den Salat geben, durchrühren und durchziehen lassen, am besten über Nacht.

Eine Portion enthält:
471 kcal
14,9 g Eiweiß
26,1 g Fett
44,1 g Kohlenhydrate

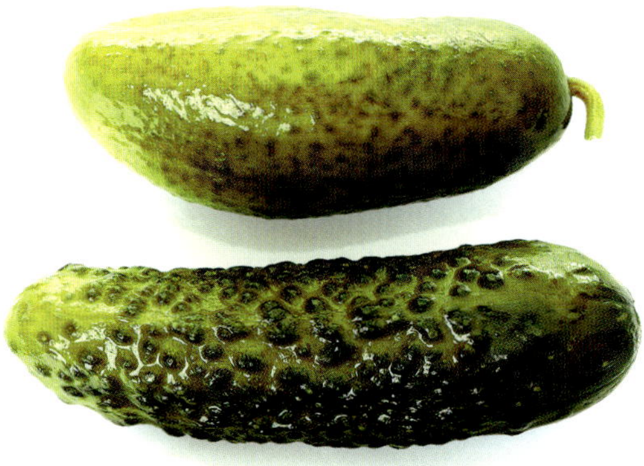

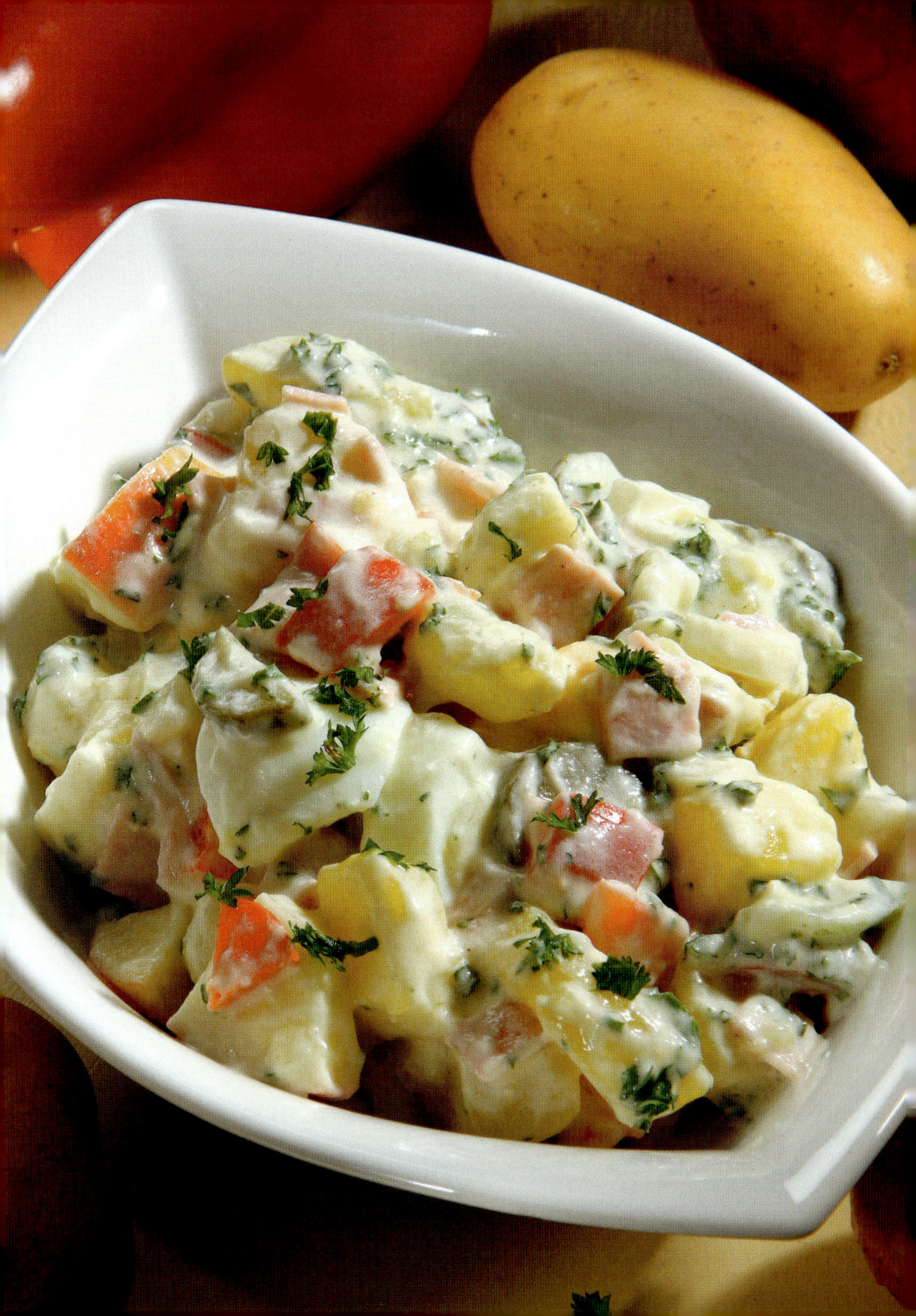

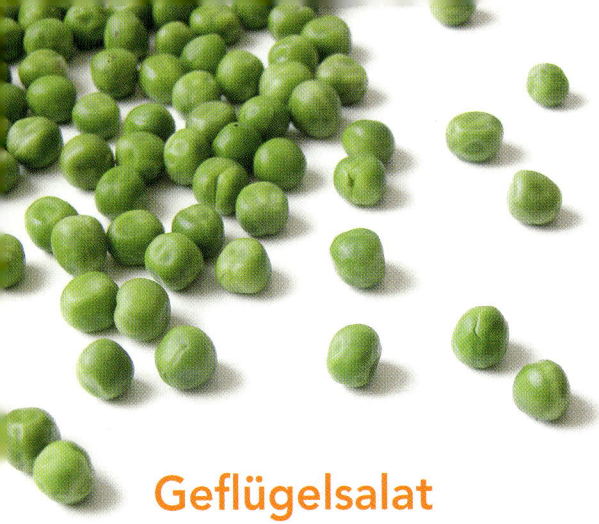

Geflügelsalat

braucht etwas Zeit

Zutaten für 4 Portionen
600 g Hähnchenbrust
1 gestr. EL Diätmargarine
2 Salatherzen
200 g Erbsen, TK
2 Äpfel
300 g frische Champignons
4 EL Sonnenblumenöl
200 g Joghurt, natur, 3,5 % Fett
200 g Schmand
24 g Eiweißkonzentrat
1 EL Salatmayonnaise
Zitronensaft
1 TL Zucker
fluoridiertes Jodsalz
Pfeffer
2 EL Tomatenketchup
2 EL süßer Sherry
50 g Walnussstücke
2 EL Schnittlauchröllchen
Zubereitungszeit: 30 Minuten

Zubereitung

Die Margarine in einer Pfanne erhitzen, darin die abgewaschenen, trocken getupfte Hähnchenbrust etwa 15 Minuten rundum anbraten. Mit Salz und Pfeffer würzen, abkühlen lassen und dann in Würfel schneiden.

Die Salatherzen waschen, abtropfen lassen und die äußeren Blätter als „Schüssel" verwenden.

Erbsen in wenig Salzwasser dünsten. Äpfel waschen, putzen und in dünne Scheiben schneiden.

Champignons putzen, waschen, in Scheiben schneiden und scharf in Öl anbraten.

Hähnchenfleisch mit Erbsen, Apfelscheiben und Champignons mischen und in die großen Salatblätter füllen.

Joghurt, Schmand, Eiweißkonzentrat, Salatmayonnaise, Zitronensaft, Salz, Pfeffer, Zucker, Ketchup und Sherry zu einer Salatsoße anrühren und über den Salat gießen.

Mit den Nüssen und den Schnittlauchröllchen bestreuen und servieren.

Eine Portion enthält:
634 kcal
58,6 g Eiweiß
30,7 g Fett
26,7 g Kohlenhydrate

HERZHAFTE MITTAG-ESSEN

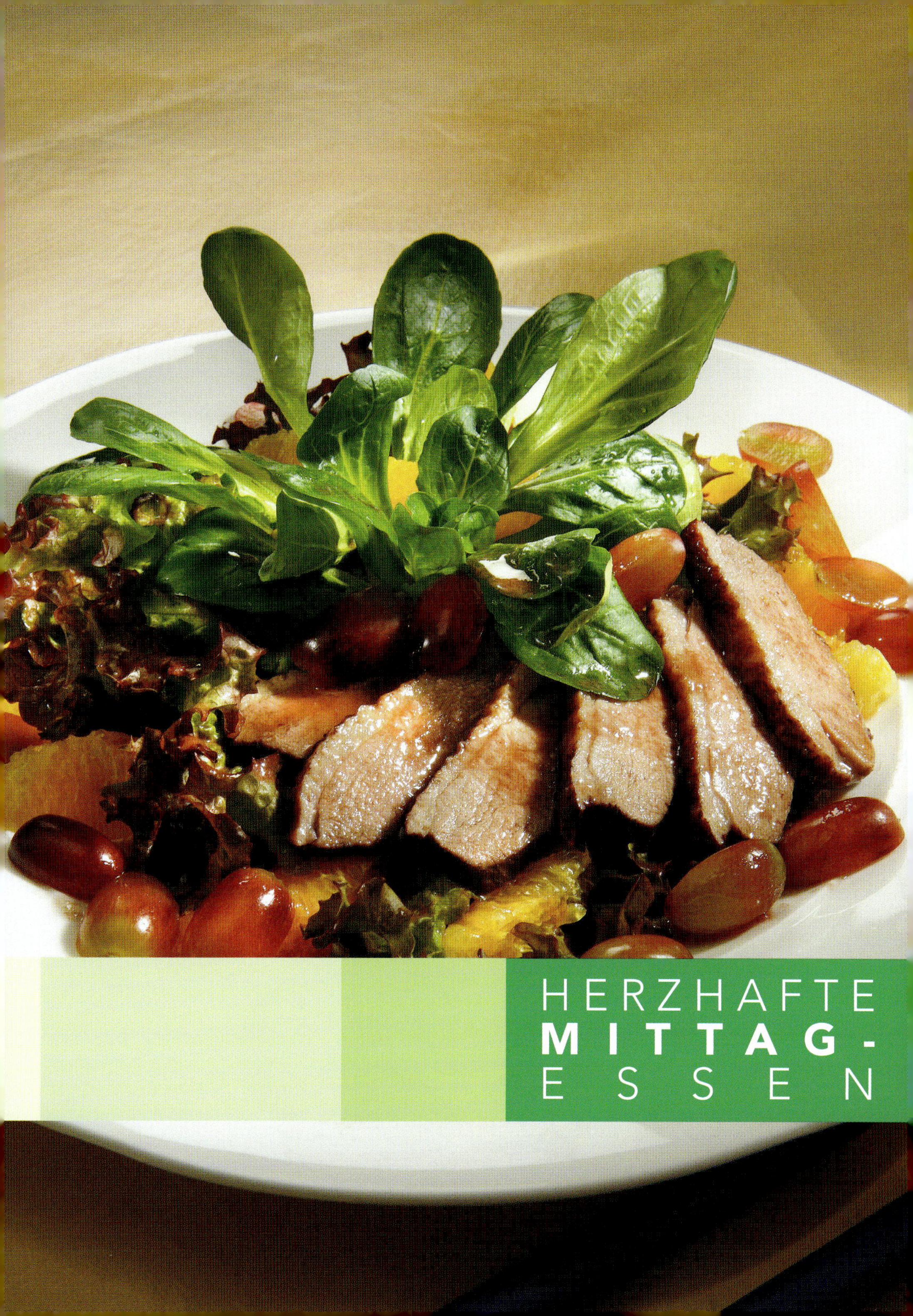

Nahrhafte, kräftige Mittagessen versorgen Sie mit allen wichtigen Nährstoffen und Vitaminen. Genießen Sie unsere vegetarischen sowie Fleisch- und Fischgerichte und erweitern Sie das Mittagessen beispielsweise mit einer Suppe.

Nach einer Suppe oder Salat schmeckt auch ein süßes Hauptgericht wunderbar.

Zucchini-Omelette

geht schnell

Zutaten für 1 Portion
½ Zucchini
2 EL Olivenöl extra vergine
3 Eier
1 Knoblauchzehe
1 TL Kräuter der Provence
15 g Energiekonzentrat
fluoridiertes Jodsalz
Pfeffer
geh. Petersilie oder Schnittlauch
Zubereitungszeit: 10 Minuten

Zubereitung

Zucchini waschen, putzen und grob reiben. Öl in einer Pfanne erhitzen und Zucchini darin unter Rühren etwa 2 Minuten anrösten.

Die Eier mit gepresstem Knoblauch, Kräutern und Energiekonzentrat verquirlen, salzen und pfeffern. Die Eimasse über die Zucchini gießen, alles gut miteinander vermengen und bei geringer Hitze stocken lassen. Das Omelette zusammenklappen, etwas Petersilie oder Schnittlauch darüberstreuen und anrichten.

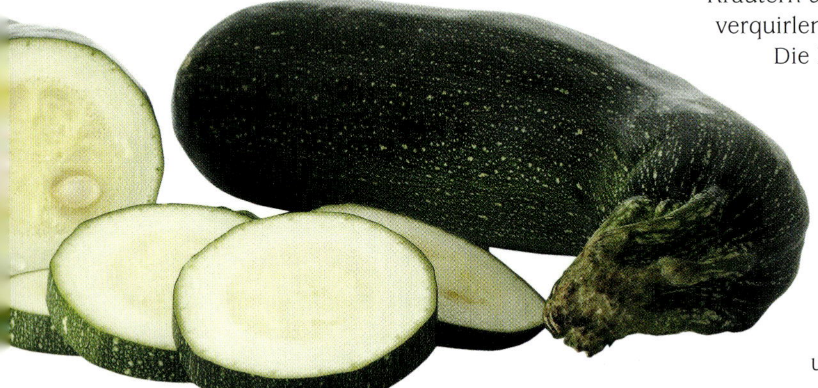

Eine Portion enthält:

643 kcal
25,1 g Eiweiß
53,8 g Fett
15,7 g Kohlenhydrate

Tipps & Hinweise

Das Omelette darf keine „Farbe“ bekommen, sondern muss goldgelb bleiben.

Folienkartoffeln mit Mais-Dip

gelingt leicht

Zutaten für 10 Portionen

- 10 große Kartoffeln
- 3 Knoblauchzehen
- 80 ml Sonnenblumenöl
- fluoridiertes Jodsalz
- Pfeffer
- 1 kleine Chilischote
- 1 Dose Mais
- 60 g Eiweißkonzentrat
- 250 ml Milch, 3,5 % Fett
- 200 g Crème fraîche oder Schmand

Zubereitungszeit: 10 Minuten
Backzeit: 30–45 Minuten

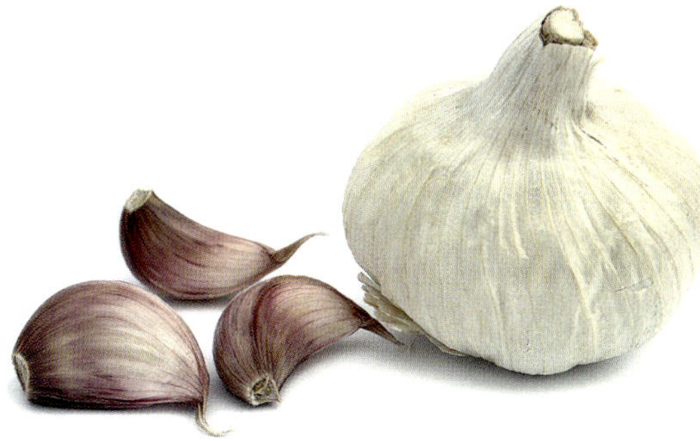

Zubereitung

Den Backofen auf 180 °C (Umluft 160 °C, Gas Stufe 2–3) vorheizen. Die Kartoffeln waschen und trocken tupfen. Die Knoblauchzehen schälen, pressen und mit Öl, Salz und Pfeffer verrühren.

Zehn Rechtecke aus Alufolie vorbereiten und jeweils mit dem Knoblauchöl bepinseln. Dann die Kartoffeln darin einwickeln und im Backofen etwa 30–45 Minuten garen.

Inzwischen für den Dip die Chilischote aufschlitzen und sorgfältig entkernen, dann waschen, trocknen und fein hacken. Die Maiskörner abtropfen lassen, pürieren und mit Chili, Eiweißkonzentrat, Joghurt und Crème fraîche verrühren. Mit Salz und Pfeffer würzen.

Die fertigen Kartoffeln mit dem Dip servieren.

Eine Portion enthält:

379,4 kcal
3,9 g Eiweiß
18,1 g Fett
39,1 g Kohlenhydrate

Gemüseauflauf

gut vorzubereiten

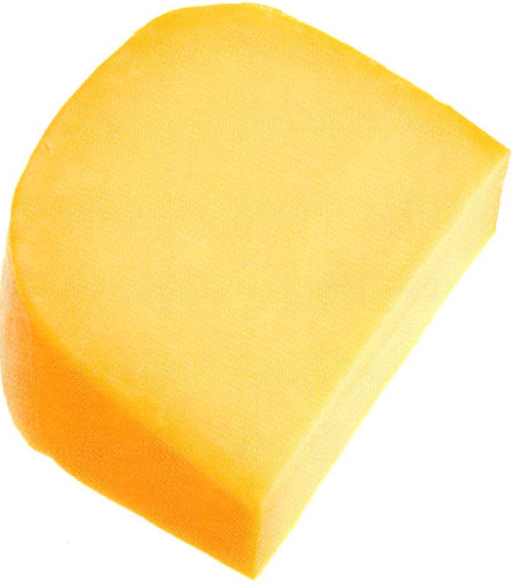

Zutaten für 4 Portionen
750 g Kartoffeln
1 Aubergine
1 Bund Möhren
Fett für die Form
2 Zwiebeln
1 Bund Petersilie
2 EL Diätmargarine
300 ml Zusatznahrung (z. B. Biosorb Energy, neutral)
200 ml Gemüsebrühe
155 g geriebener Gouda, 45 % F. i. Tr.
fluoridiertes Jodsalz, Pfeffer, Muskat
1 Pr. Zucker
Basilikum, Thymian, Rosmarin
30 g Sonnenblumenkerne
Zubereitungszeit: 25 Minuten **Backzeit: 45 Minuten**

Zubereitung

Die Kartoffeln schälen, waschen und in 1 cm dicke Scheiben schneiden. Die Aubergine waschen, putzen und ebenfalls in etwas dickere Scheiben scheiden. Die Möhren waschen, falls nötig schälen und in dünne Scheiben schneiden.

Den Backofen auf 200 °C (Umluft 180 °C, Gas Stufe 3–4) vorheizen. Eine rechteckige oder ovale Auflaufform einfetten.

Die Zwiebeln schälen und fein würfeln. Die Petersilie waschen und fein hacken.

Die Margarine erhitzen und die Zwiebeln darin glasig schwitzen. Zusatznahrung und Gemüsebrühe zugeben und erhitzen.

Den Käse in der Soße schmelzen und unter Rühren leicht einkochen lassen. Die Soße anschließend mit Salz, Pfeffer, Muskat, Zucker und den Kräutern kräftig würzen. Etwa die Hälfte der Petersilie unterrühren.

Kartoffeln-, Auberginen- und Möhrenscheiben abwechselnd in die Auflaufform schichten, die Sonnenblumenkerne darüberstreuen und die Käsesoße darübergießen.

Im vorgeheizten Ofen auf der untersten Schiene ca. 45 Minuten backen. Mit der restlichen Petersilie bestreut servieren.

Eine Portion enthält:
518 kcal
23,3 g Eiweiß
26,4 g Fett
45,5 g Kohlenhydrate

Gebackene Kohlrabi

gelingt leicht

Zutaten für 4 Portionen
6 Kohlrabi
fluoridiertes Jodsalz
2 Eier
200 ml Zusatznahrung (z. B. Biosorb Energy, neutral)
250 g Weizenmehl
4 EL geriebener Emmentaler
Muskat
5 EL Rapsöl
2 EL geh. Petersilie
Zubereitungszeit: 20 Minuten

Zubereitung

Kohlrabi schälen, waschen und in jeweils 1 cm dicke Scheiben schneiden. In Salzwasser etwa 10 Minuten kernig garen.

Eier mit der Zusatznahrung verrühren. 200 g gesiebtes Mehl, Emmentaler, Salz und Muskat dazugeben und verrühren.

Kohlrabi abgießen und abtropfen lassen. Inzwischen das Öl in der Pfanne oder einer Friteuse erhitzen.

Das restliche Mehl auf einen Teller schütten und die Kohlrabischeiben darin wenden.

Scheiben in den Teig tauchen und etwa 5 Minuten im heißen Fett goldgelb ausbacken.

Mit Petersilie bestreut servieren.

Eine Portion enthält:
478 kcal
17,4 g Eiweiß
18,7 g Fett
59,2 g Kohlenhydrate

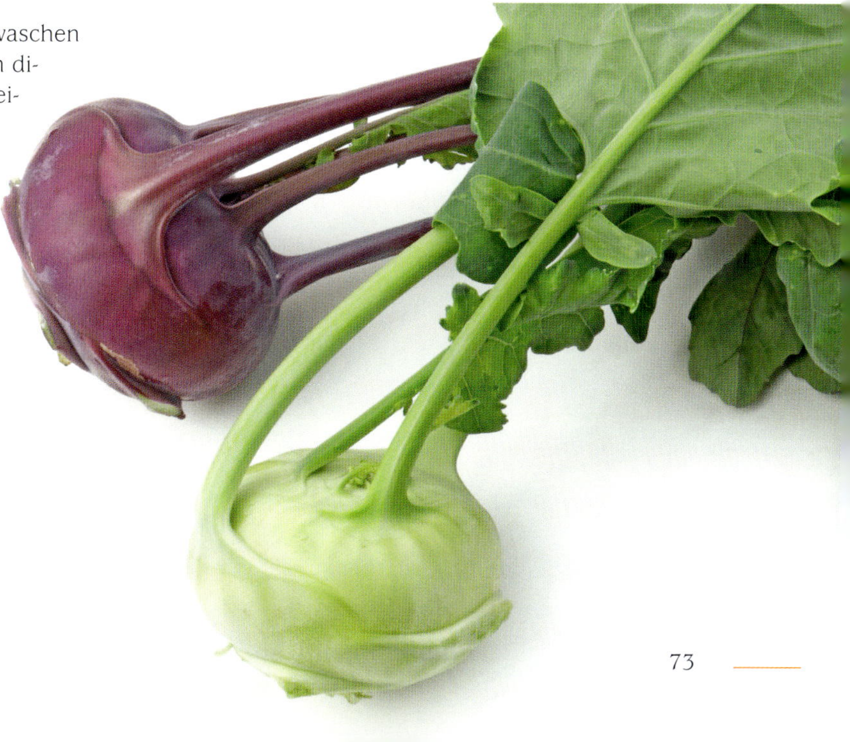

Bandnudeln mit Spinat

mediterran

Zutaten für 2 Portionen
160 g frischer Blattspinat
½ Zwiebel
½ Knoblauchzehe
160 g Bandnudeln
1 EL Pinienkerne
2 EL Olivenöl extra vergine
120 ml Zusatznahrung (z. B. Biosorb Energy, neutral)
1 EL ger. Parmesan
fluoridiertes Jodsalz
Pfeffer
Zubereitungszeit: 20 Minuten

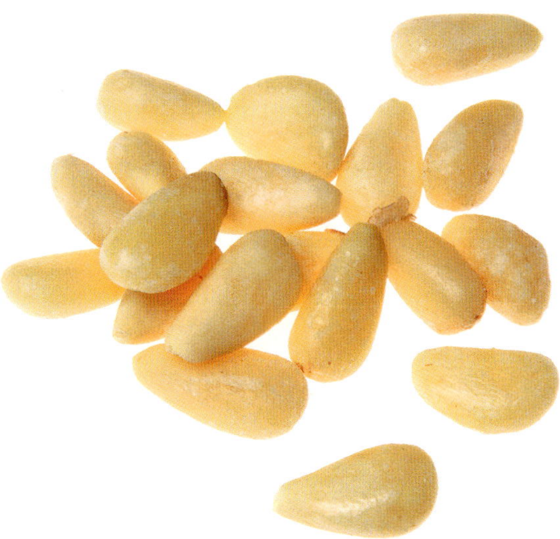

Zubereitung

Den Spinat sorgfältig verlesen und unter fließendem Wasser gründlich waschen. Größere Blätter nach Belieben fein zerrupfen.

Zwiebel und Knoblauch schälen, waschen und fein hacken.

Für die Nudeln in einem Topf reichlich Salzwasser zum Kochen bringen, darin die Nudeln nach Packungsangabe bissfest garen.

Pinienkerne in einer großen Pfanne kurz trocken anrösten. Das Öl zugeben und die Zwiebel- und Knoblauchwürfel darin kurz andünsten.

Den vorbereiteten Spinat zugeben und mitgaren, bis er zusammenfällt. Die Zusatznahrung vorsichtig einrühren, das Ganze salzen, pfeffern und unter Rühren die Soße etwas einkochen lassen.

Die Nudeln abgießen und gut abtropfen lassen, unter die Soße heben und anschließend mit dem geriebenen Parmesan bestreuen.

Eine Portion enthält:
546 kcal
16,1 g Eiweiß
20,7 g Fett
69,6 g Kohlenhydrate

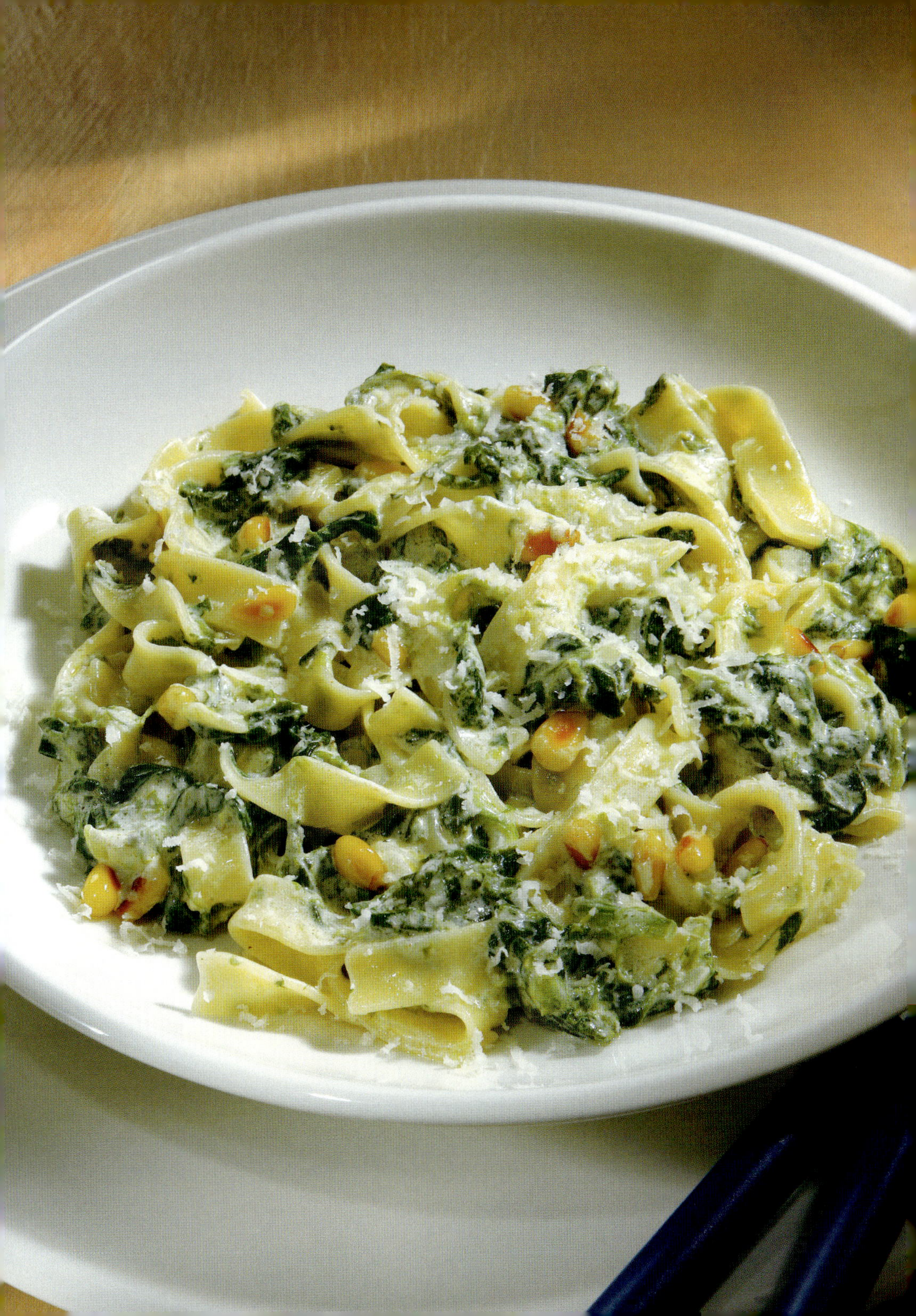

Herzoginkartoffeln mit Spargel

braucht etwas Zeit

Zutaten für 2 Portionen

Für die Herzoginkartoffeln:

400 g Kartoffeln
1 Ei
1 EL Diätmargarine
20 g Eiweißkonzentrat
3 EL Maisstärke
fluoridiertes Jodsalz
Muskat
2 EL Rapsöl

Für das Spargelgemüse:

400 g Spargel
Zucker
160 ml Zusatznahrung (z. B. Biosorb Energy, neutral)
etwas Zitronensaft
100 g Tomaten
geh. Basilikum
2 Scheiben gekochter Schinken

Zubereitungszeit: 40 Minuten
Backzeit: 20–30 Minuten

Zubereitung

Kartoffeln waschen, mit Schale kochen, dann schälen und noch heiß in eine Schüssel pressen. Ei, Margarine, Eiweißkonzentrat und etwas von der Maisstärke zugeben. Alles gut vermengen. Mit Salz und Muskat würzen.

Ein Backblech mit ein wenig Öl einfetten und die Kartoffelmasse in kleinen Häufchen daraufsetzen (am besten Spritztüte oder Löffel verwenden). Bei 175 °C (Umluft 150 °C, Gas Stufe 2) etwa 20–30 Minuten goldgelb backen.

In der Zwischenzeit den Spargel schälen und waschen, ebenso die Schalen. Ein wenig Wasser mit Salz, Zucker, Zitronensaft und den Spargelschalen aufsetzen und zum Kochen bringen (vielleicht noch einen Stich Butter in das Wasser geben für den Geschmack). Schalen etwas auskochen und anschließend mit einem Schaumlöffel entfernen. Den Spargel nun in dem Wasser garen.

Das restliche Öl in einer Pfanne erhitzen, die restliche Maisstärke einrühren und bei mittlerer Hitze goldgelb anschwitzen. Einen Teil des Spargelsuds einrühren, dabei unter kräftigem Rühren immer nur wenig Flüssigkeit zugeben, sodass eine glatte Soße entsteht. Die Soße mit der Zusatznahrung verfeinern und mit Salz und Zitronensaft abschmecken.

Die Tomaten waschen, in Spalten schneiden und mit Salz und Basilikum bestreuen.

Die Kartoffeln mit dem abgetropften Spargel anrichten. Mit den Tomaten und den aufgerollten Schinkenscheiben garnieren.

Eine Portion enthält:

590 kcal
29,8 g Eiweiß
25,9 g Fett
57,7 g Kohlenhydrate

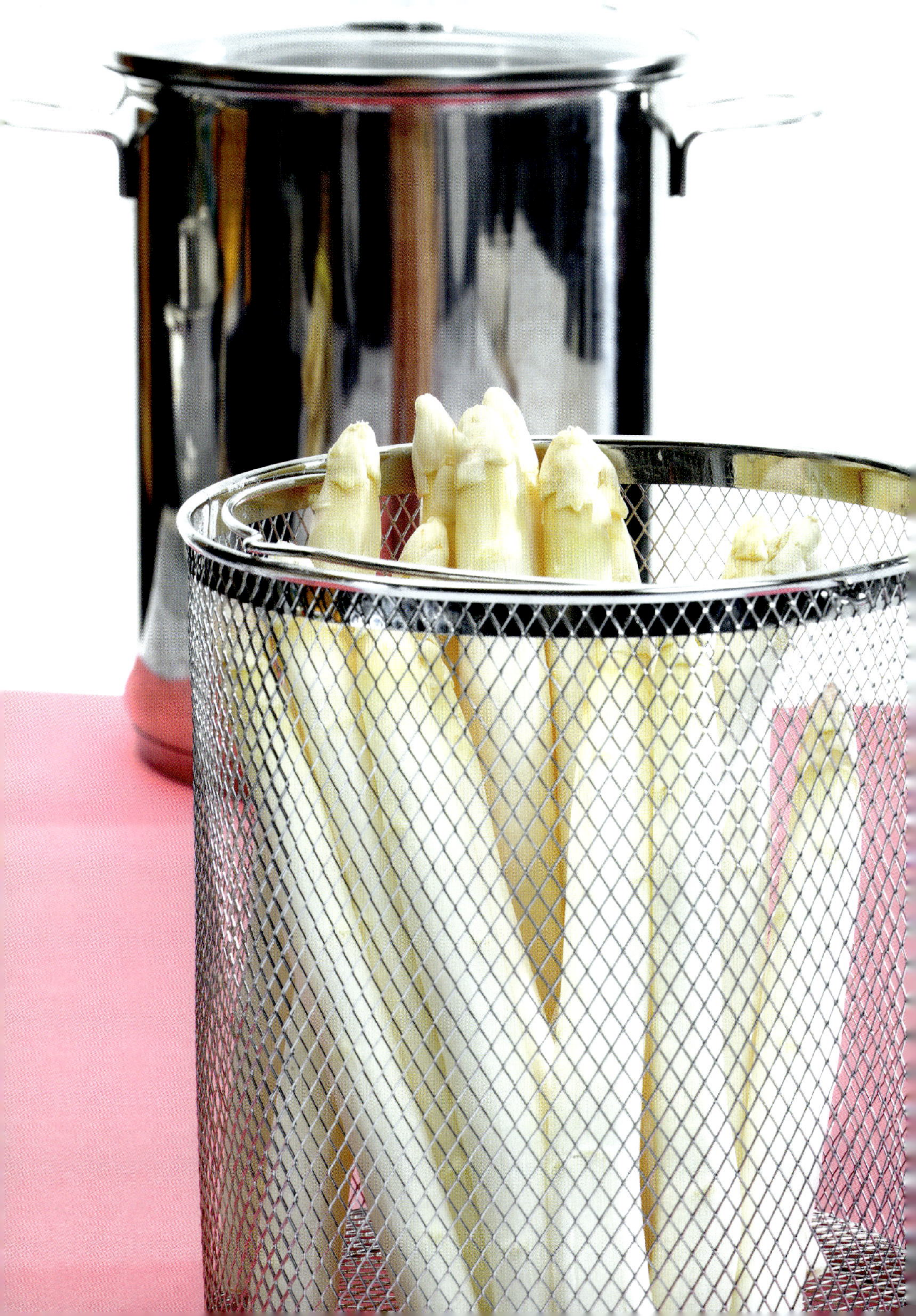

Entenbrust auf Salat

für Gäste

Zutaten für 4 Portionen
2 ausgelöste Entenbrustfilets
fluoridiertes Jodsalz
Pfeffer
2 gestr. EL Diätmargarine
200 ml trockener Rotwein
4 EL Rotweinessig
1 EL Honig
150 g Feldsalat
1 Lollo rosso
2 Orangen
200 g blaue Weintrauben
4 EL Rapsöl
1 TL Zucker
Chilipulver
Zubereitungszeit: 30 Minuten

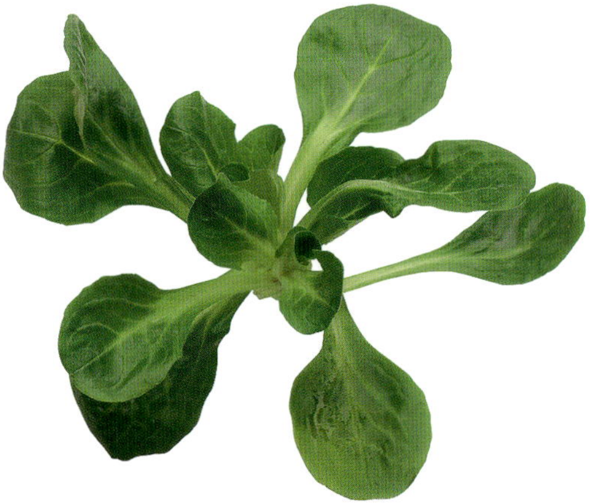

Zubereitung

Entenbrustfilets salzen und pfeffern. Margarine in einer Pfanne erhitzen und die Entenfilets darin anbraten. Mit Rotwein und Essig ablöschen. Honig einrühren und alles etwa 15 Minuten garen. Das Fleisch aus der Pfanne nehmen und abdecken.

Salat putzen, waschen und abtropfen lassen. Orangen schälen und filetieren. Weintrauben halbieren und entkernen.

Aus dem Bratenfond, Rapsöl, Zucker, Chilipulver, Salz und Pfeffer die Salatsoße rühren. Die Entenbrust in Streifen schneiden.

Den Blattsalat mit den Orangenfilets, Trauben und Entenbruststreifen anrichten und alles mit der Salatsoße übergießen.

Eine Portion enthält:
408 kcal
15,3 g Eiweiß
29,2 g Fett
18,7 g Kohlenhydrate

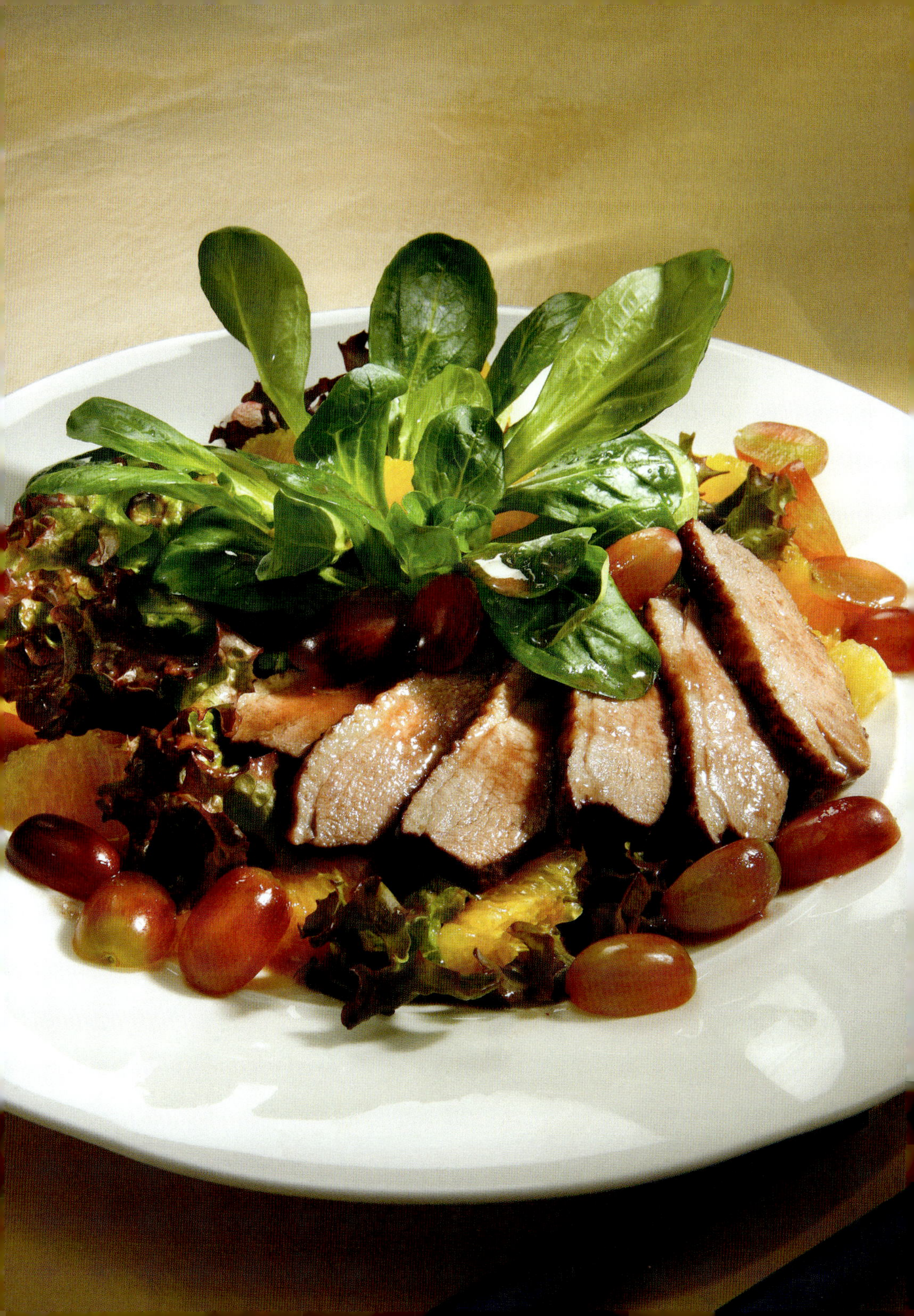

Gebratener Reis mit Hackfleisch

gelingt leicht

Zutaten für 4 Portionen
250 g Reis
1 Stange Lauch
500 g Hackfleisch, gemischt
2 EL Sojasoße
4 EL Rapsöl
3 Eier
fluoridiertes Jodsalz
Pfeffer
2 EL Energiekonzentrat
geh. Petersilie
Zubereitungszeit: 20 Minuten

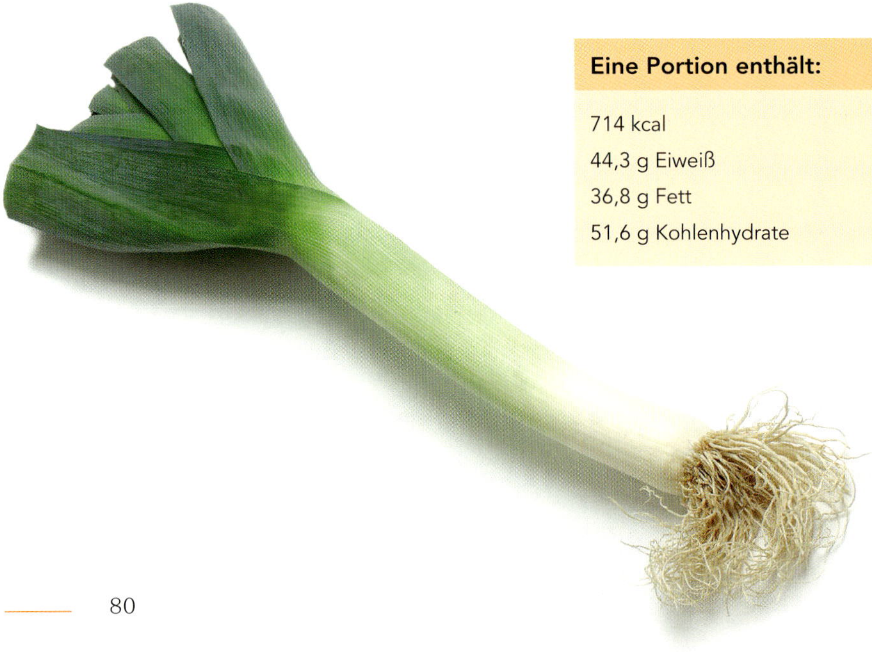

Zubereitung

Den Reis in 400 ml Salzwasser garen, abtropfen lassen.

Den Lauch putzen, waschen und in Ringe schneiden.

Das Hackfleisch mit Sojasoße mischen. In 1 EL Öl das Hackfleisch anbraten. Würzen und aus der Pfanne nehmen. In 1 EL Öl den Lauch knackig dünsten, herausnehmen.

Eier und Zusatznahrung verquirlen, würzen. In 1 EL Öl unter Rühren stocken lassen und ebenfalls herausnehmen.

Das restliche Öl in der Pfanne erhitzen und den abgetropften Reis darin unter Wenden braten.

Dann alle beiseitegestellten Zutaten nochmals kurz mitbraten, mit gehackter Petersilie bestreut servieren.

Eine Portion enthält:
714 kcal
44,3 g Eiweiß
36,8 g Fett
51,6 g Kohlenhydrate

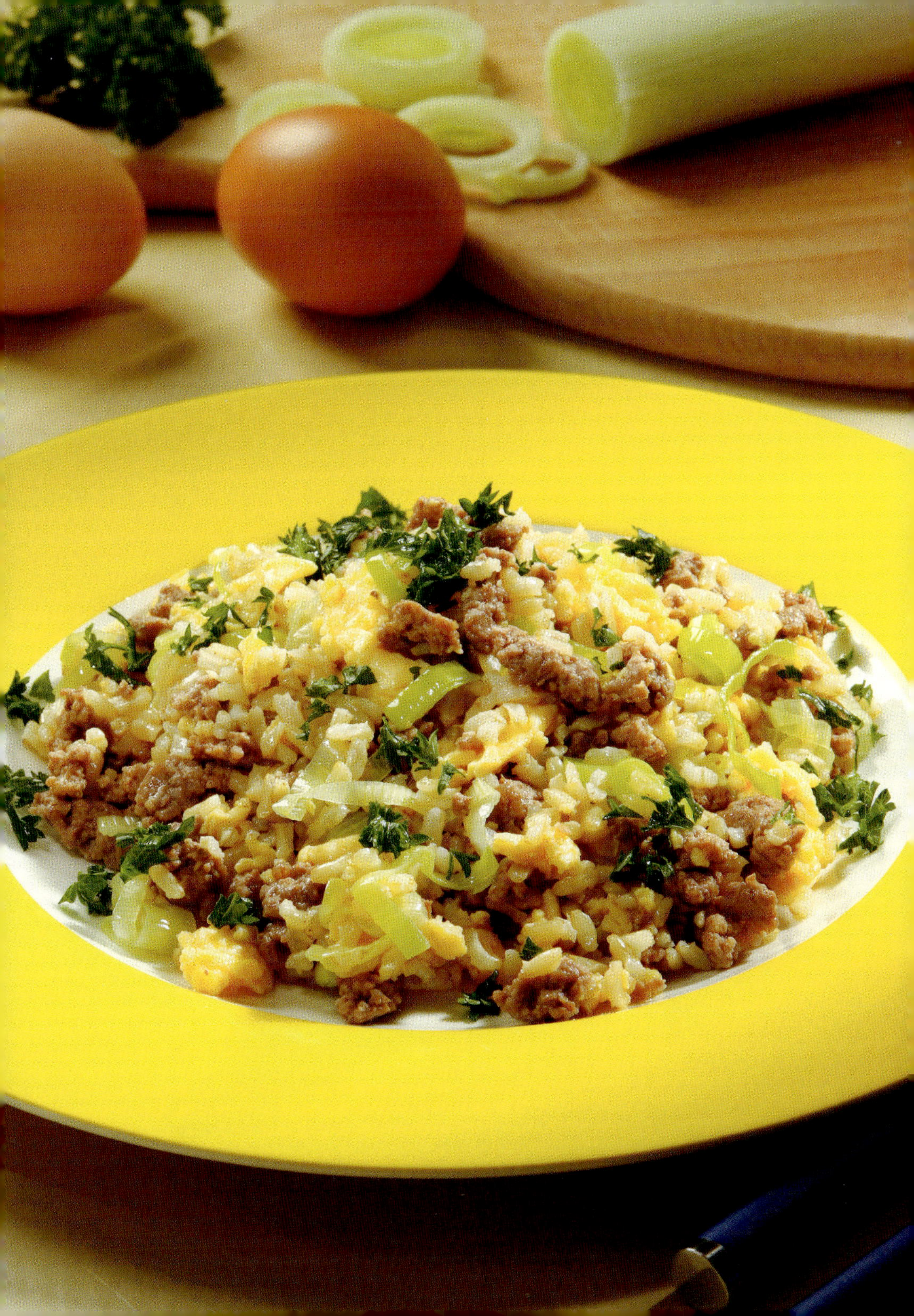

Überbackenes Putenschnitzel

mediterran

Zutaten für 1 Portion
150 g Putenschnitzel
1 EL Olivenöl extra vergine
Fett für das Blech
getrockneter Rosmarin
1 Scheibe Parmaschinken
1 Scheibe Schmelzkäse
fluoridiertes Jodsalz
Pfeffer
Zubereitungszeit: 25 Minuten

Zubereitung

Den Backofen auf 200 °C (Umluft 180 °C, Gas Stufe 3–4) vorheizen.

Putenschnitzel klopfen, beidseitig salzen und pfeffern.

In einer Pfanne das Öl erhitzen und darin das Fleisch beidseitig kurz anbraten.

Auf ein gefettetes Blech oder auf Backpapier legen, mit Rosmarin bestreuen und mit jeweils einer Schinken- und Käsescheibe belegen.

Etwa 15 Minuten überbacken.

Eine Portion enthält:
610,6 kcal
37 g Eiweiß
51,9 g Fett
53,7 g Kohlenhydrate

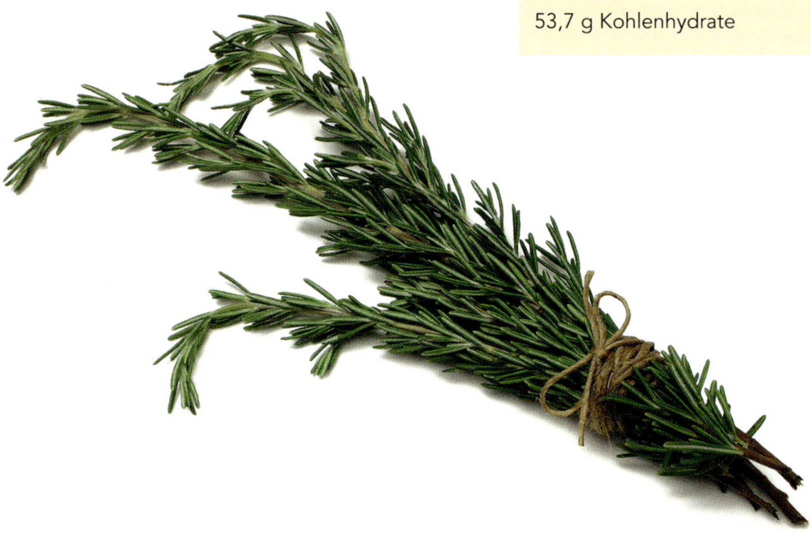

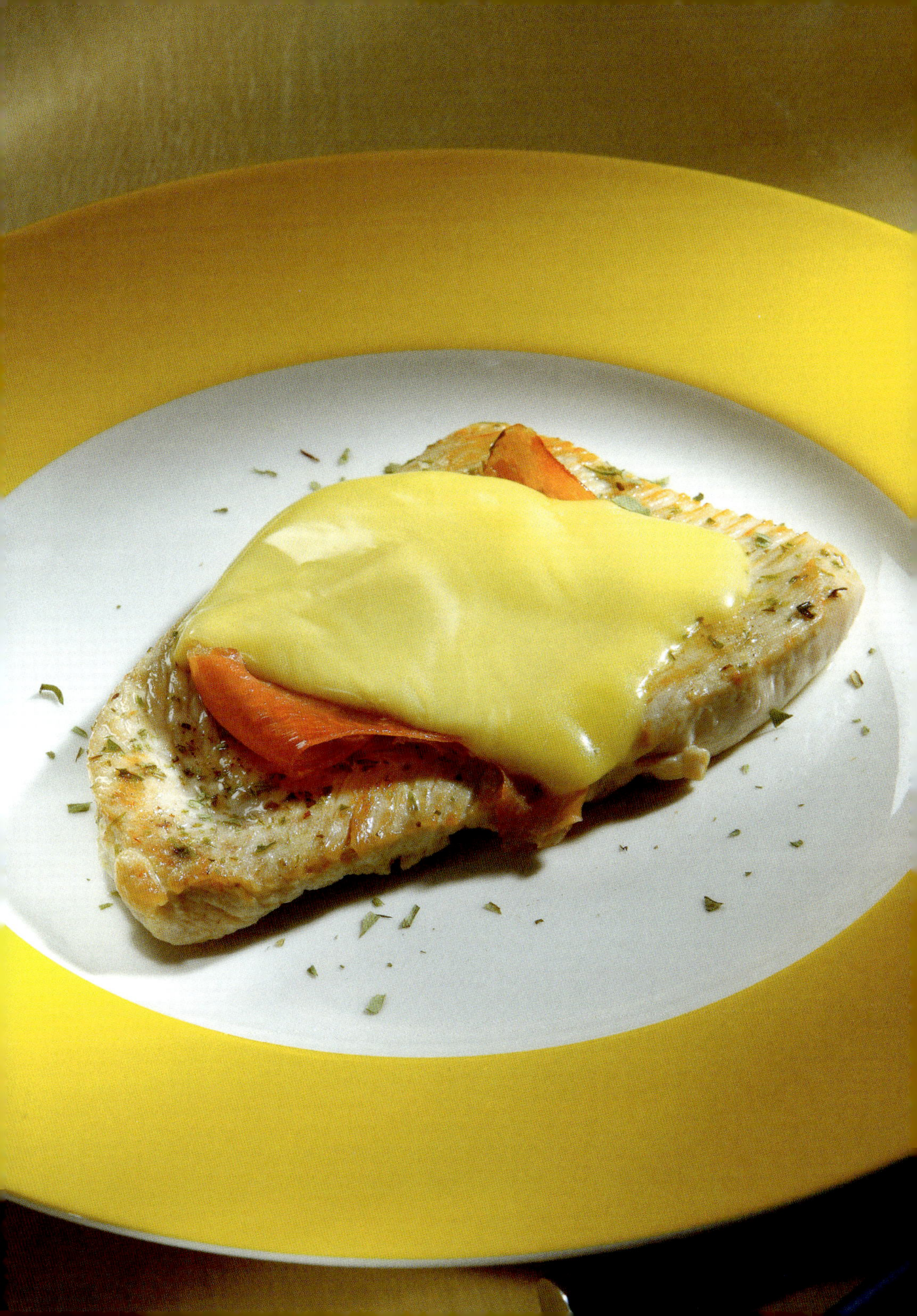

Huhn in Wurzelsoße mit Klößen

braucht etwas Zeit

Zutaten für 4 Portionen
Für das Hähnchen:
600 g Hähnchenbrust
80 g Möhre
40 g Knollensellerie
40 g Petersilienwurzel
80 g Steckrüben
80 g Diätmargarine
1 Lorbeerblatt, Kümmelsamen,
Wacholderbeeren, Pfefferkörner
fluoridiertes Jodsalz
4 gestr. EL Weizenmehl (40 g)
24 g Eiweißkonzentrat
Muskat
geh. Petersilie
Für die Klöße:
250 g altbackenes Weißbrot
140 ml Milch, 3,5 % Fett
1 Ei
fluoridiertes Jodsalz
Petersilie
Muskat
gemahlener Kümmel
3 gestr. EL Weizenmehl (30 g)
1 EL Paniermehl (12 g)
Zubereitungszeit: 45 Minuten

Zubereitung

Hähnchenbrust waschen, säubern, trocken tupfen und in mundgerechte Stücke schneiden.

Möhre, Sellerie, Petersilienwurzel und Steckrüben waschen, putzen und in schmale Streifen schneiden.

Die Hälfte der Margarine erhitzen, das Gemüse darin andünsten, etwas Wasser angießen, bis das Gemüse knapp bedeckt ist und aufkochen lassen.

Dann das Fleisch beifügen, Lorbeerblatt, Kümmel, Wacholderbeeren und Pfefferkörner hinzugeben. Salzen und zugedeckt auf kleiner Stufe garen.

In der Zwischenzeit für eine Einbrenne die restliche Margarine schmelzen, darin das Mehl unter Rühren goldgelb anschwitzen. Von der Herdplatte nehmen und etwas abkühlen lassen.

Unter kräftigem Rühren zuerst das angeröstete Mehl, dann das Eiweißkonzentrat in die Wurzelsoße geben. Zum Schluss mit Muskat würzen und die Petersilie darüberstreuen.

Für die Klöße das Weißbrot in Würfel schneiden. Die Milch mit Ei und Gewürzen gut verquirlen und über die Brotwürfel gießen.

Alles mischen und durchziehen lassen, bis das Brot weich ist.

Mehl, Paniermehl untermischen und die Masse mit nassen Händen zu kleinen Klößen formen.

Salzwasser zum Kochen bringen und die Klöße darin etwa 5–10 Minuten ziehen lassen. Wenn die Klöße an die Wasseroberfläche kommen, sind sie gar und können mit einem Schaumlöffel herausgenommen werden.

Die Klöße mit dem Hähnchen in der Wurzelsoße servieren.

Eine Portion enthält:

677 kcal

44,2 g Eiweiß

38,2 g Fett

39,1 g Kohlenhydrate

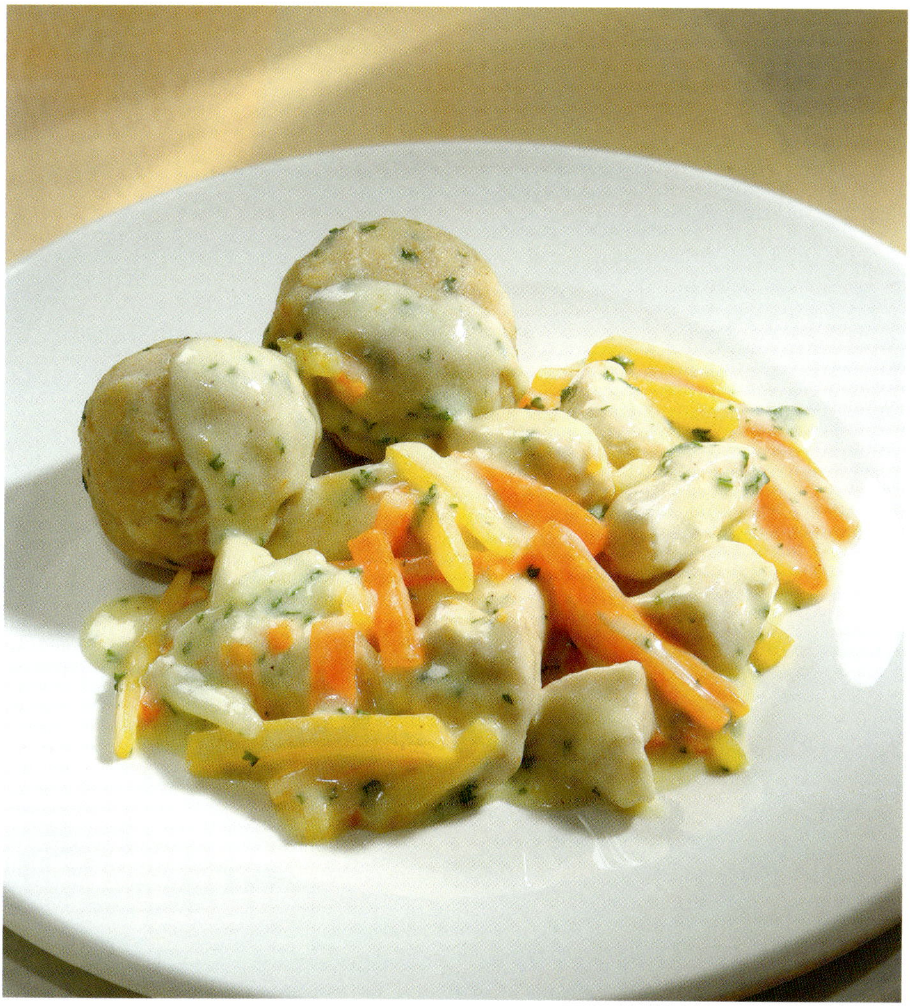

Polentaschnitten mit Schinkensoße

gut vorzubereiten

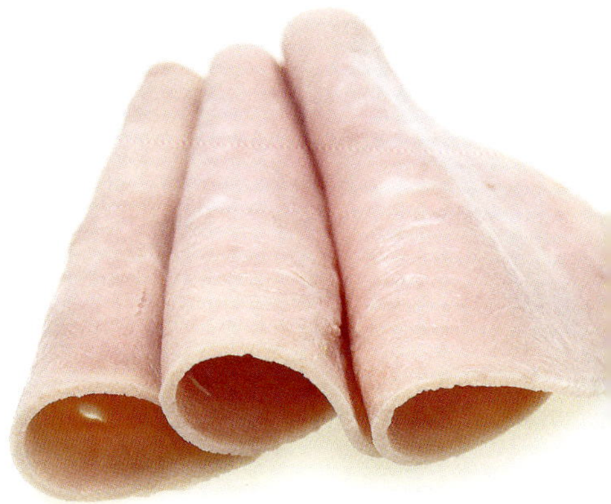

Zutaten für 1 Portion
Für die Polenta:
3 EL Sahne
60 g Maisgrieß
fluoridiertes Jodsalz
Muskat
Fett für das Blech
2 gehäufte EL geriebener Edamer, 30 % F. i. Tr.
Für die Soße:
2 TL Diätmargarine
3 TL Weizenmehl
80 ml Zusatznahrung (z. B. Biosorb Energy, neutral)
2 TL saure Sahne
½ Scheibe gekochter Schinken
fluoridiertes Jodsalz
frische Petersilie
Zubereitungszeit: 25 Minuten **Backzeit: 15 Minuten**

Zubereitung

Die Sahne mit $^1/_8$ l Wasser in einen Topf geben. Den Maisgrieß einstreuen und aufkochen. Mit Salz und Muskat würzen, die Polenta im Topf quellen lassen.

Die Polenta 3 cm dick auf ein eingefettetes Blech streichen. Mit geriebenem Käse bestreuen und bei 170 °C (Umluft 150 °C, Gas Stufe 2) etwa 15 Minuten überbacken.

Inzwischen für die Soße die Margarine erhitzen, das Mehl darin hellgelb anschwitzen, dann langsam unter ständigem Rühren die Zusatznahrung angießen.

Die saure Sahne einrühren. Den Schinken in schmale Streifen schneiden und ebenfalls unterrühren, die Soße mit Salz und Petersilie würzen.

Die Polenta in Rauten schneiden und zusammen mit der Schinkensoße servieren.

Eine Portion enthält:
623 kcal
15,9 g Eiweiß
30,9 g Fett
66 g Kohlenhydrate

Thunfisch-Spaghetti

mediterran

Zutaten für 4 Portionen
350 g Spaghetti
1 Schalotte
2 Knoblauchzehen
4 Sardellenfilets
1 Dose Thunfisch, im eigenen Saft
1 Peperoni
2 Fleischtomaten
½ Bund Petersilie
4 EL Olivenöl extra vergine
200 ml Weißwein
8 Oliven ohne Kern
fluoridiertes Jodsalz
Pfeffer
Zubereitungszeit: 25 Minuten

Zubereitung

Die Spaghetti in Salzwasser laut Packungsangabe bissfest garen.

Schalotte und Knoblauchzehen schälen und fein hacken. Sardellenfilets kurz abwaschen, trocken tupfen und ebenfalls hacken.

Thunfisch abtropfen lassen und grob mit der Gabel zerteilen. Die Peperoni waschen, putzen und fein hacken.

Tomaten über Kreuz einritzen, kurz überbrühen, abschrecken und häuten. Die Stielansätze herausschneiden und die Tomaten entkernen. Das Fruchtfleisch in grobe Stücke schneiden. Die Petersilie waschen und hacken.

Das Öl erhitzen, darin die Schalotte und Knoblauch glasig werden lassen. Sardellen, Thunfisch, Peperoni, Tomaten und die Hälfte der gehackten Petersilie hinzufügen, pfeffern und salzen. Mit Wein ablöschen und kurz kochen lassen.

Die Oliven grob hacken und in der Soße erwärmen, diese noch einmal abschmecken und mit den abgetropften Spaghetti anrichten. Mit der übrigen Petersilie bestreut servieren.

Eine Portion enthält:
644 kcal
35,8 g Eiweiß
22,5 g Fett
64,5 g Kohlenhydrate

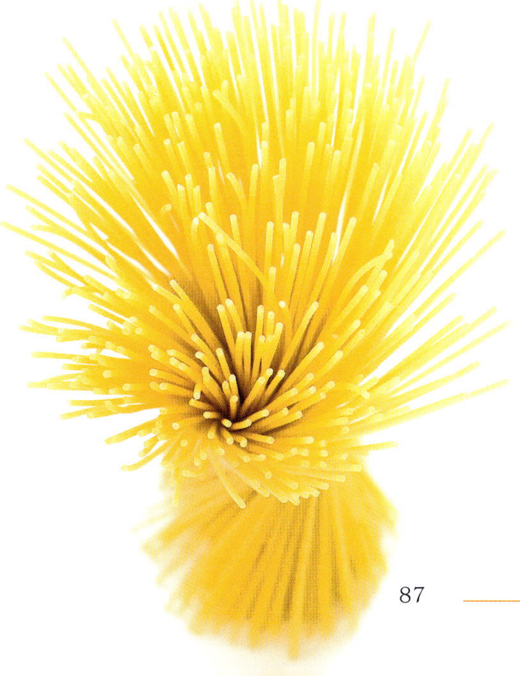

Überbackenes Fischfilet auf Mangold

für Gäste

Zutaten für 4 Portionen
600 g Kartoffeln
500 g Mangold
600 g Kabeljaufilet
1 EL Zitronensaft
fluoridiertes Jodsalz
Pfeffer
2 Eier
120 g Crème fraîche oder Schmand
60 g Energiekonzentrat
120 g ger. Bergkäse
70 g Diätmargarine
1 Tomate

Zubereitungszeit: 30 Minuten
Backzeit: 20–25 Minuten

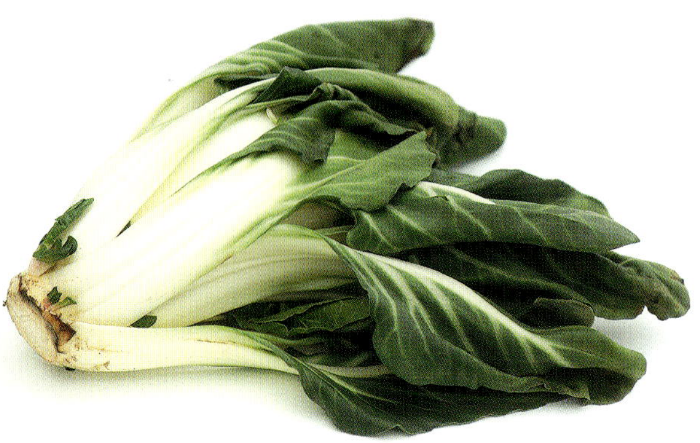

Zubereitung

Die Kartoffeln putzen und mit der Schale in Salzwasser garen, pellen und in Scheiben schneiden.

Mangold putzen, waschen und grob zerkleinern. Etwa 3 Minuten blanchieren, dann kalt abschrecken und abtropfen lassen. Den Fisch säubern, mit Zitronensaft beträufeln, salzen und pfeffern.

Eier mit Crème fraîche, 2–3 EL Wasser und dem Energiekonzentrat verquirlen. Die Hälfte des Käses daruntermischen. Eine ofenfeste Form mit 1 EL Margarine einfetten. Die Kartoffelscheiben darin verteilen, pfeffern und mit der Hälfte der Käsesoße bestreichen. Darauf den Mangold verteilen. Die restliche Margarine (3 gehäufte EL) schmelzen, über den Mangold gießen, salzen und pfeffern. Die Fischfilets auf dem Gemüse verteilen, mit der restlichen Käsesoße bedecken und mit dem restlichen Käse bestreuen.

Den Auflauf im Backofen bei 200 °C (Umluft 180 °C, Gas Stufe 3–4) 20–25 Minuten überbacken.

Die Tomate waschen, den Stielansatz entfernen und die Tomate in feine Scheiben schneiden. Den fertigen Auflauf damit belegen und servieren.

Eine Portion enthält:

729 kcal
51,9 g Eiweiß
40,9 g Fett
36,9 g Kohlenhydrate

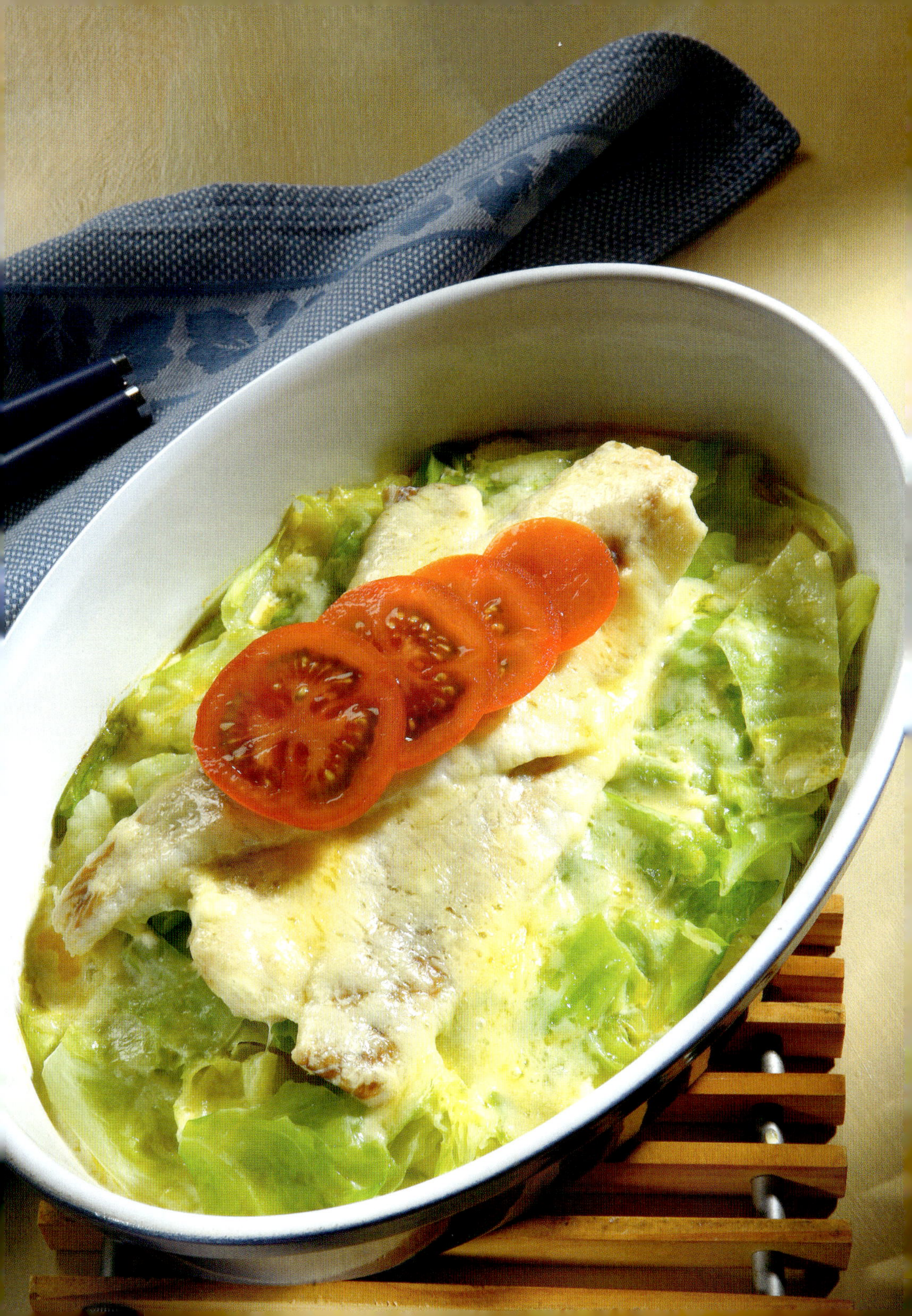

Apfelspätzle

preisgünstig

Zutaten für 1 Portion
80 g Weizenmehl
60 ml eiweißreiche Zusatznahrung
½ Ei
fluoridiertes Jodsalz
150 g Apfel
Zitronensaft
20 g Zucker
15 g Energiekonzentrat (z. B. Resource Meritene Protein, Vanille)
Zimt
Zubereitungszeit: 20 Minuten **Gehzeit: 30 Minuten**

Eine Portion enthält:

612 kcal
14,7 g Eiweiß
10,3 g Fett
113,3 g Kohlenhydrate

Tipps & Hinweise

Falls keine Spätzlepresse zur Hand sein sollte, kann man den Teig auch mit einem scharfen Messer vorsichtig von einem Brett in das Wasser schaben.

Zubereitung

Mehl, Zusatznahrung, Ei und Salz mit Wasser zu einem zähflüssigen Spätzleteig verarbeiten und 30 Minuten ruhen lassen.

Äpfel schälen und klein schneiden. In Zitronenwasser kurz dünsten.

Salzwasser zum Kochen bringen und den Teig portionsweise durch eine Spätzlepresse in das Wasser geben. Sobald die Spätzle an die Oberfläche kommen, mit einem Schaumlöffel herausnehmen.

Die Apfelstücke abseihen und unter die Spätzle mischen. Mit einem Gemisch aus Zucker, Energiekonzentrat und etwas Zimt bestreuen.

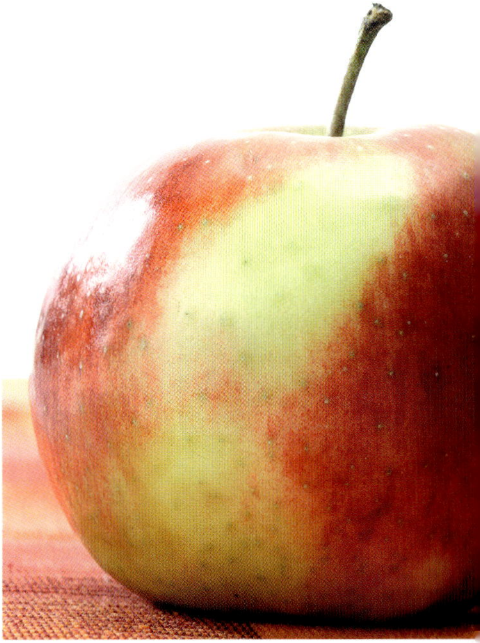

Kartoffelpuffer mit Apfelmus

preisgünstig

Zutaten für 1 Portion
200 g Kartoffeln
fluoridiertes Jodsalz
1 kleine Zwiebel
½ Ei
20 g Quark, 20 % oder 40 % Fett
1 gehäufter EL Maisstärke
15 g Energiekonzentrat
Muskat
2 EL Rapsöl
120 g Apfelmus aus dem Glas
Zubereitungszeit: 30 Minuten

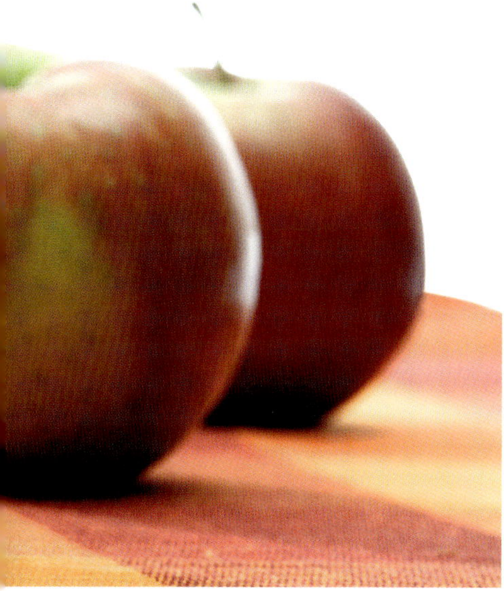

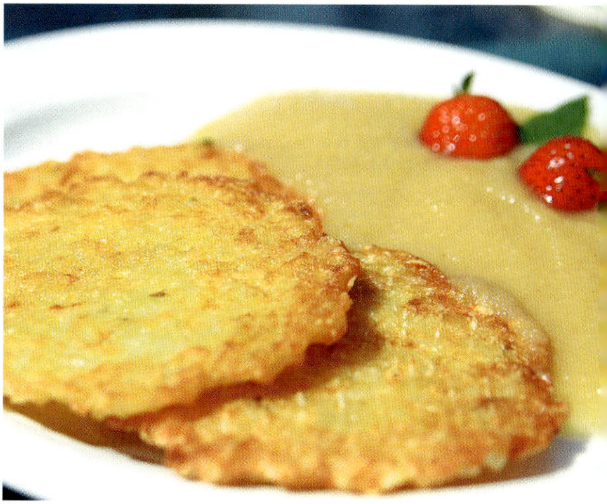

Zubereitung

Kartoffeln waschen, schälen, reiben und salzen. Etwas stehen lassen und danach die Flüssigkeit ausdrücken.

Zwiebel schälen, fein hacken. Mit Kartoffeln, Ei, Quark, Stärke und Energiekonzentrat vermischen, mit Salz und Muskat würzen.

Das Öl in einer Pfanne erhitzen, die Kartoffelmasse portionsweise hineingeben und etwas flach drücken. Auf beiden Seiten goldgelb braten. Die heißen Kartoffelpuffer mit Apfelmus servieren.

Eine Portion enthält:
566 kcal
10,7 g Eiweiß
28,1 g Fett
66,3 g Kohlenhydrate

Bulgurauflauf mit Birnen

braucht etwas Zeit

Zutaten für 12 Portionen
2 l Milch, 3,5 % Fett
fluoridiertes Jodsalz
100 g geriebene Haselnüsse
600 g Bulgur
200 g Diätmargarine
6 Eier, getrennt
150 g Puderzucker
50 g Traubenzucker
1 Pck. Vanillezucker
120 g Energiekonzentrat
abgeriebene Zitronenschale
800 g Birnen
Fett für die Form
Oblaten
Zitronensaft
Zimt

Zubereitungszeit: 30 Minuten
Backzeit: 45 Minuten

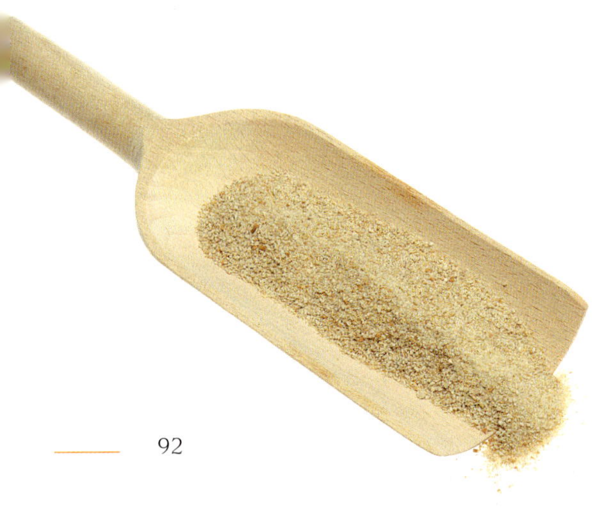

Zubereitung

Die Milch mit 1 l Wasser, Salz und den geriebenen Nüssen aufkochen lassen. Den Bulgur hinzufügen und unter ständigem Rühren kurz aufkochen lassen. Bei kleiner Hitze zugedeckt quellen lassen, bis er weich ist (10–15 Minuten), dann zur Seite stellen und auskühlen lassen.

In der Zwischenzeit Margarine, Eigelb, Zuckersorten, Energiekonzentrat und die abgeriebene Zitronenschale gründlich vermischen. Das Eiweiß steif schlagen. Die Birnen schälen, putzen und in Spalten schneiden. Den Backofen auf 170 °C (Umluft 150 °C, Gas Stufe 2) vorheizen.

Den ausgekühlten Bulgur unter die Eimasse heben und den Eischnee unterziehen.

Eine runde Auflaufform einfetten. Die Hälfte der Masse in die Form füllen und mit Oblaten belegen. Darauf die Birnenspalten verteilen. Die Birnen mit Zitronensaft beträufeln und mit Zimt bestreuen, dann mit der zweiten Hälfte der Masse bedecken.

Den Auflauf etwa 45 Minuten backen, etwas abkühlen lassen und dann servieren.

Eine Portion enthält:
608 kcal
12 g Eiweiß
28,2 g Fett
6,5 g Kohlenhydrate

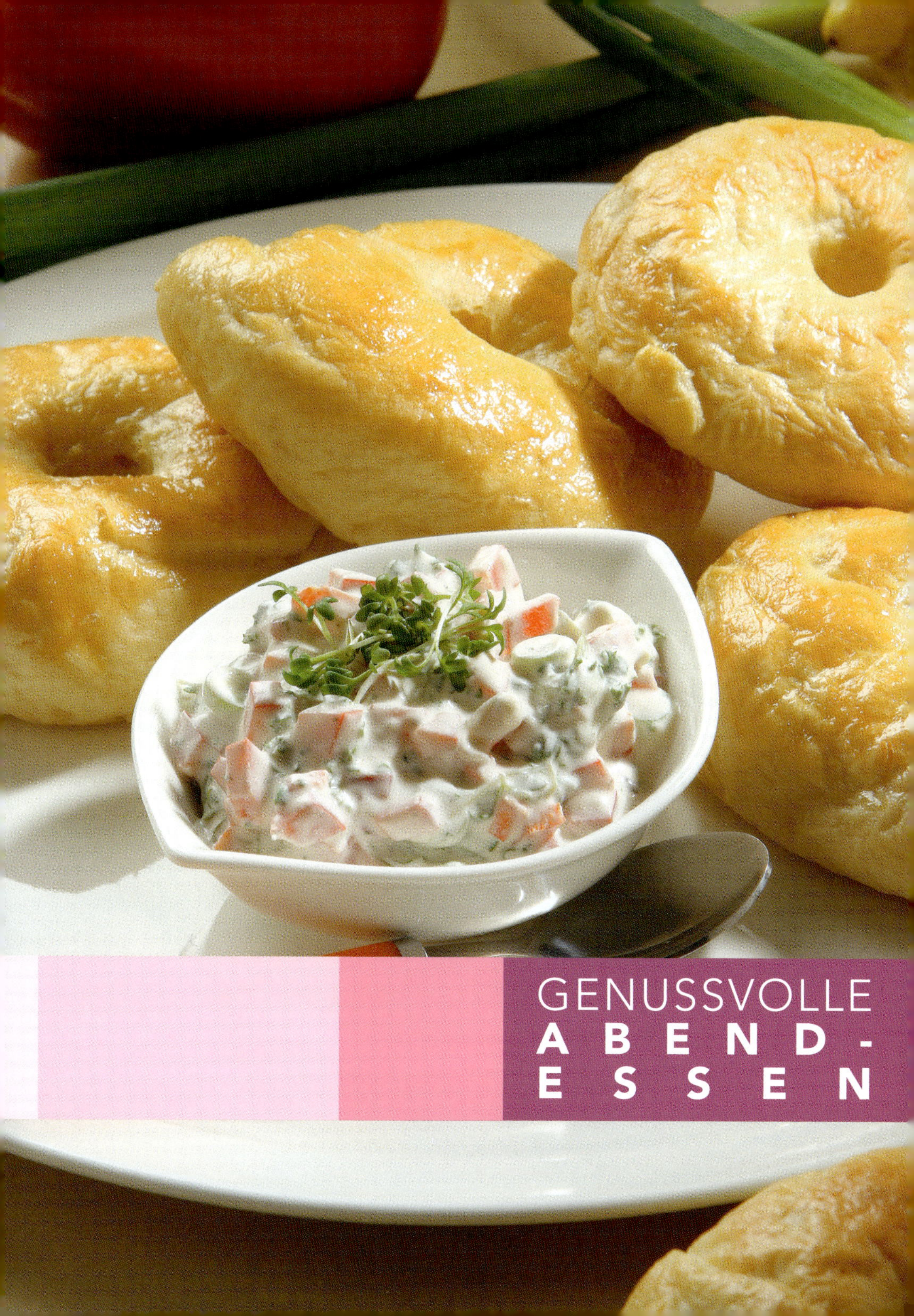

GENUSSVOLLE ABEND-ESSEN

Lassen Sie den Tag mit einem leckeren, nährstoffreichen Abendessen ausklingen. Zur Abwechslung können Sie abends – gerade in der kalten Jahreszeit – auch einmal eine der köstlichen Suppen (siehe S. 53) genießen.

Möhrensticks mit Avocado-Dip

für Gäste

Zutaten für 4 Portionen
500 g Möhren
2 reife Avocados
2 Tomaten
1 Zwiebel
2 grüne Chilischoten
1 TL geh. Koriandergrün
2 EL Olivenöl extra vergine
fluoridiertes Jodsalz, Pfeffer
Zubereitungszeit: 15 Minuten

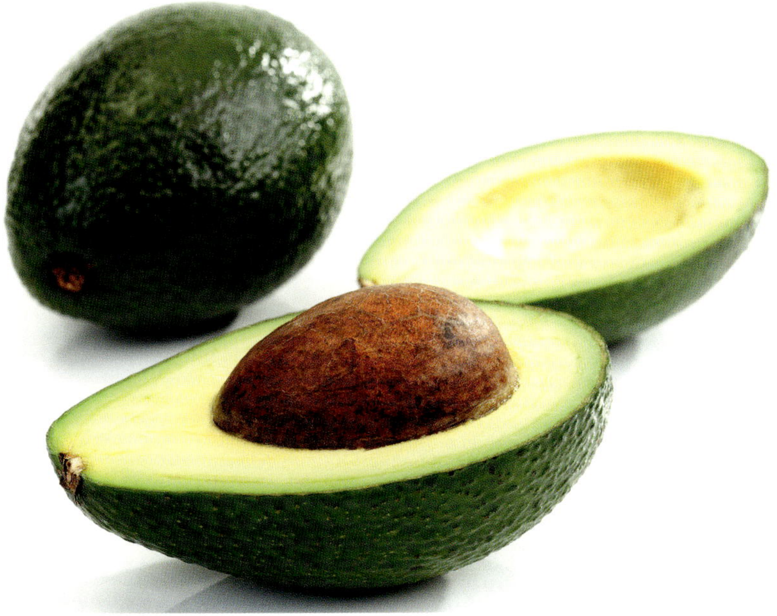

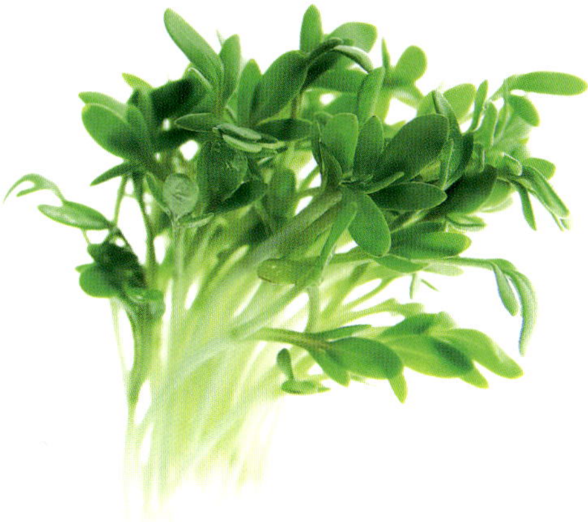

Zubereitung

Möhren schälen, waschen und in längliche Streifen schneiden.

Für den Dip die Avocados halbieren und die Kerne entfernen. Das Fruchtfleisch herauslösen und mit einer Gabel fein zerdrücken.

Tomaten häuten, von den Stielansätzen befreien und fein hacken.

Zwiebel schälen, Chilischoten putzen und sorgfältig entkernen. Beides möglichst fein hacken.

Alles zusammen mit Koriander und Öl in eine Schüssel geben und gut mischen. Salzen, pfeffern und sofort servieren.

Eine Portion enthält:
330 kcal
3,9 g Eiweiß
26,7 g Fett
28 g Kohlenhydrate

Kresse-Frischkäse-Toast

gelingt leicht

Zutaten für 1 Portion
2 Scheiben Vollkorntoast
4 EL körniger Frischkäse
½ Kästchen Kresse
fluoridiertes Jodsalz
Pfeffer
1 EL Energiekonzentrat
150 ml Tomatensaft
Zubereitungszeit: 10 Minuten

Zubereitung

Die Brotscheiben toasten und mit Frischkäse bestreichen.

Die Kresse abschneiden, waschen und auf den Toast streuen.

Das Ganze salzen und pfeffern.

Das Energiekonzentrat in den Tomatensaft rühren und dazu trinken.

Eine Portion enthält:
288 kcal
16,7 g Eiweiß
8,2 g Fett
5,2 g Kohlenhydrate

Ciabatta mit Tomatenaufstrich

mediterran

Zutaten für 4 Portionen
3 große Fleischtomaten
2 Sardellenfilets
1 Knoblauchzehe
1 Frühlingszwiebel
1 TL geh. Oregano
2 EL geh. Basilikum
fluoridiertes Jodsalz
Pfeffer
6 EL Olivenöl extra vergine
4 Scheiben Baguette oder Ciabatta
Zubereitungszeit: 20 Minuten

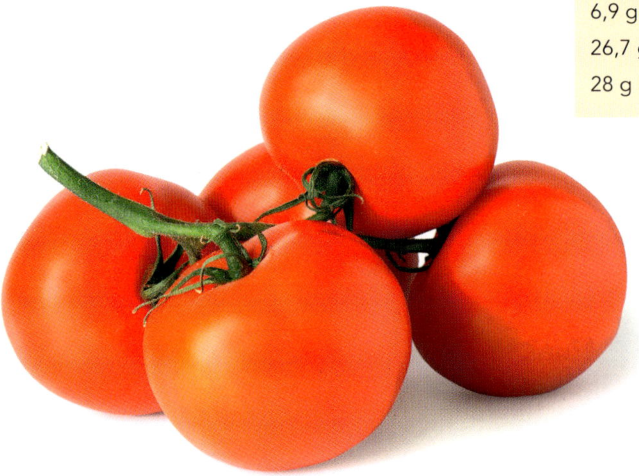

Zubereitung

Tomaten über Kreuz einritzen, überbrühen, häuten, von den Stielansätzen befreien und entkernen. Das Fruchtfleisch hacken.

Sardellenfilets abspülen und ebenfalls hacken.

Knoblauch pressen, die Frühlingszwiebel putzen und in hauchdünne Ringe schneiden.

Alle vorbereiteten Zutaten vermengen. Oregano und Basilikum hinzufügen, salzen, pfeffern und zum Schluss mit dem Öl vermengen.

Die Brotscheiben goldgelb toasten und die Tomatenmischung gleichmäßig darauf verteilen. Sofort servieren.

Eine Portion enthält:
379 kcal
6,9 g Eiweiß
26,7 g Fett
28 g Kohlenhydrate

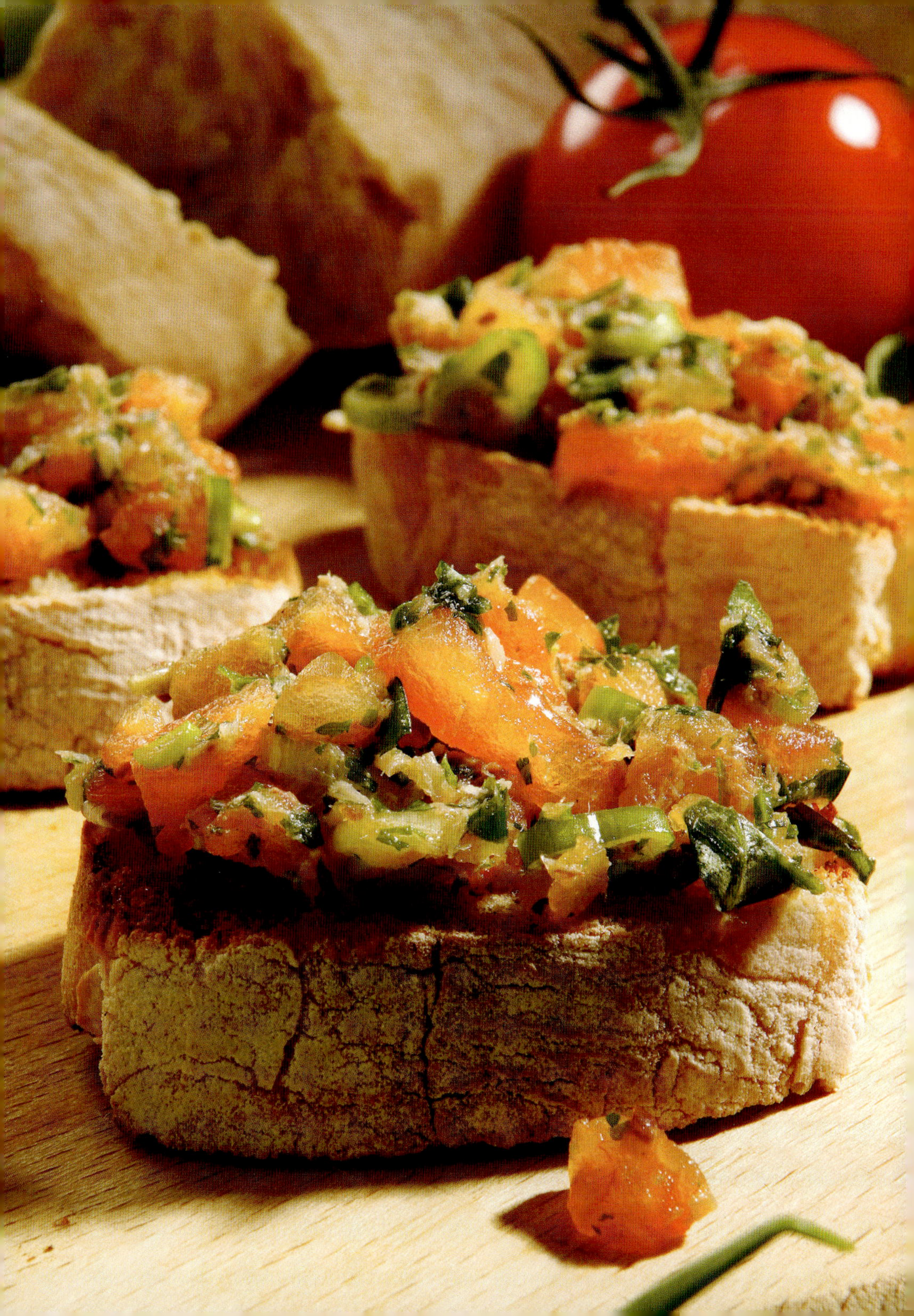

Blätterteig-Gemüse-Snack

gut vorzubereiten

Zutaten für 10 Portionen
450 g Blätterteig, TK oder aus Kühlregal
250 g Broccoli
250 g Blumenkohl
5 Möhren
fluoridiertes Jodsalz
2 gestr. EL Diätmargarine
Muskat
1 Eigelb
150 g mittelalter Gouda, 45 % F. i. Tr.
Zubereitungszeit: 20 Minuten **Backzeit: 15 Minuten**

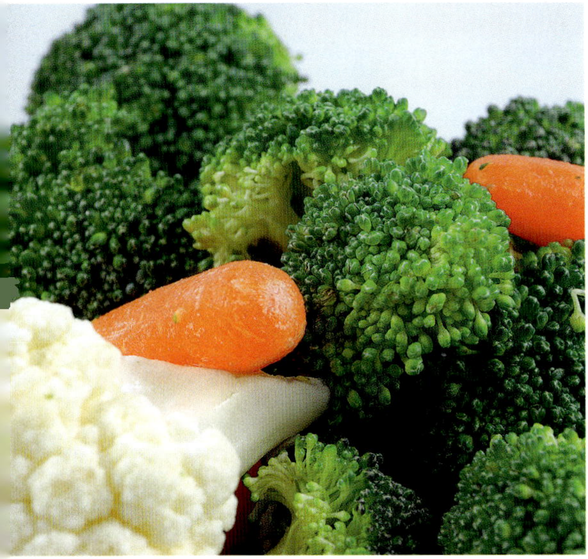

Zubereitung

Blätterteig, falls tiefgefroren, nach Packungsanweisung auftauen. Aus dem Blätterteig zehn Quadrate schneiden. Den Backofen auf 200 °C (Umluft 180 °C, Gas Stufe 3–4) vorheizen.

Broccoli und Blumenkohl putzen, waschen und in kleine Röschen teilen, Möhren schälen, waschen und in Scheiben schneiden. Alles in kochendem Salzwasser blanchieren, abtropfen lassen. Die Margarine erhitzen, das Gemüse kurz dünsten, mit Salz und Muskat würzen.

Die Blätterteigquadrate auf ein mit Backpapier ausgelegtes Blech legen. Die Ecken nach innen klappen und mit Eigelb bestreichen. Jeweils in die Mitte das Gemüse geben.

Den Käse in schmale Streifen schneiden und jeweils zwei Käsestreifen über das Gemüse legen. Etwa 15 Minuten backen.

Eine Portion enthält:

297 kcal
7,7 g Eiweiß
22,9 g Fett
15,2 g Kohlenhydrate

Tipps & Hinweise

Das Backpapier mit Wasser besprengen, damit der Blätterteig besser aufgeht („blättert“).

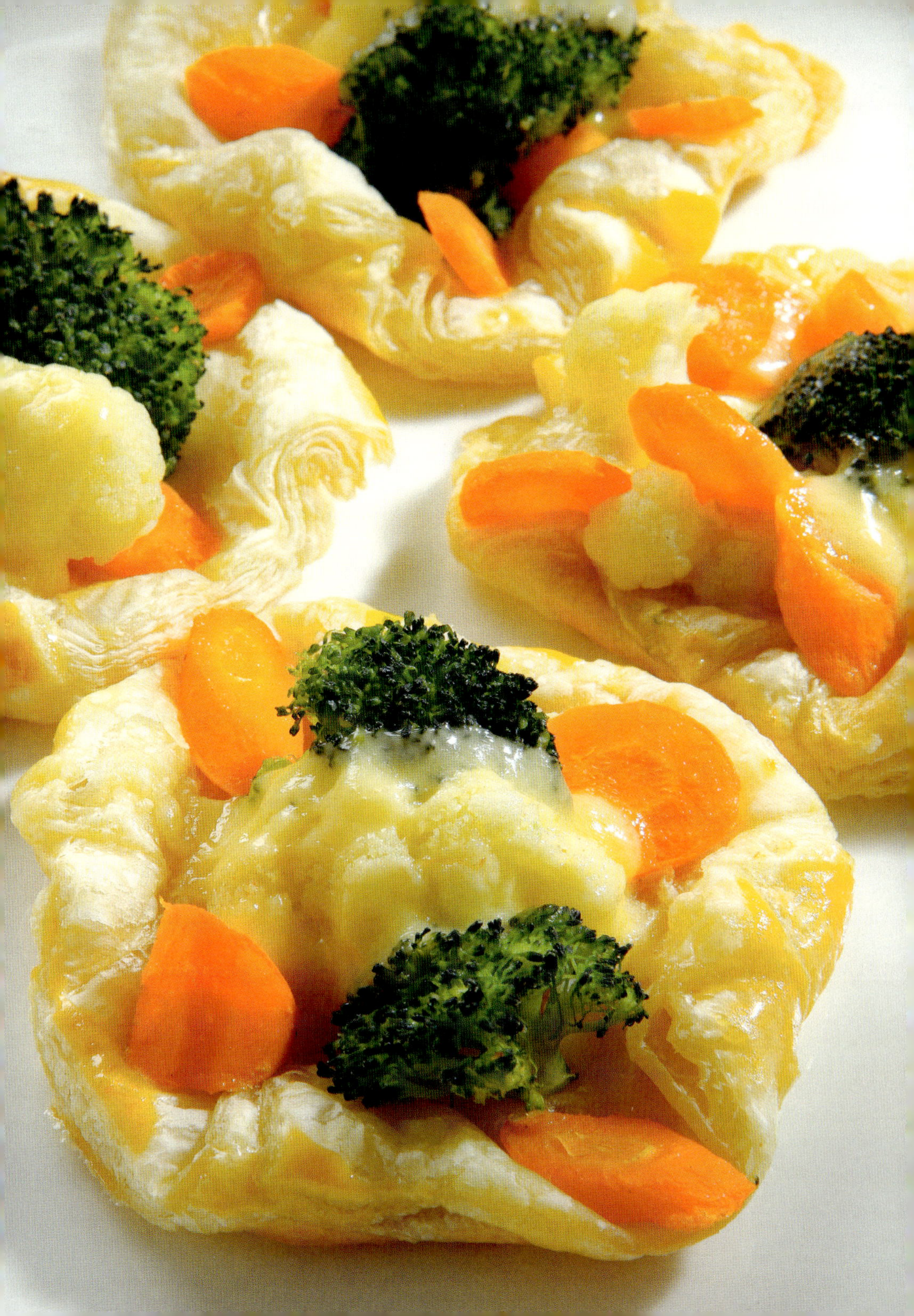

Bagels mit Kräuter-Dip

braucht etwas Zeit

Zutaten für 12 Bagels
Für die Bagels:
330 ml Vollmilch
50 g Diätmargarine
30 g frische Hefe
1 TL Zucker
500 g Weizenmehl
160 g Weizenvollkornmehl
1 ½ TL fluoridiertes Jodsalz
2 Eier
1 Eiweiß
Für den Kräuter-Dip (1 Portion):
½ Frühlingszwiebel
⅛ rote Paprika
50 g Quark, 20 % Fett
1 EL saure Sahne
6 g Eiweißkonzentrat
1 TL geh. Petersilie
1 TL geh. Kerbel
½ Kästchen Kresse
etwas Zitronensaft
fluoridiertes Jodsalz
Pfeffer

Zubereitungszeit: 15 Minuten
Gehzeit: 30 Minuten
Backzeit: 25 Minuten

Zubereitung

Für die Bagels zuerst die Milch in einem kleinen Topf erwärmen, die Margarine in einem zweiten Topf schmelzen.

In einer Schüssel Hefe, Zucker und Milch zu einem Vorteig verrühren und 3 Minuten an einem warmen Ort ruhen lassen.

Mehl, Margarine, Salz und zwei Eier zum Vorteig geben, alles zu einem Hefeteig verarbeiten. An einem warmen Ort 20 Minuten gehen lassen.

Teig nochmals durchkneten und zwölf runde Brötchen formen. In jedes Brötchen mit dem Kochlöffelstiel in der Mitte ein Loch formen, die Bagels bedeckt nochmals 10 Minuten gehen lassen. Den Backofen auf 220 °C (Umluft 200 °C, Gas Stufe 4) vorheizen.

In einem großen Topf Wasser zum Kochen bringen und je vier Heferinge ins Wasser geben. Wenn sie an der Oberfläche schwimmen, noch 3 Minuten abwarten, dann wenden und nach einer weiteren Minute herausnehmen. Auf einem Sieb abtropfen lassen. Dann mit Eiweiß bestreichen und im Backofen ca. 20–25 Minuten backen.

Für den Kräuter-Dip die Frühlingszwiebel putzen, waschen und in feine Ringe schneiden.

Den Paprika waschen, putzen und klein würfeln. Quark und saure Sahne mit Zwiebel, Paprika, Eiweißkonzentrat, Kräutern und Zitronensaft verrühren, salzen und pfeffern.

Eine Portion Dip enthält:
249 kcal
10 g Eiweiß
7,3 g Fett
35,3 g Kohlenhydrate

1 Bagel mit Kräuter-Dip enthält:
331 kcal
18 g Eiweiß
15,3 g Fett
40,4 g Kohlenhydrate

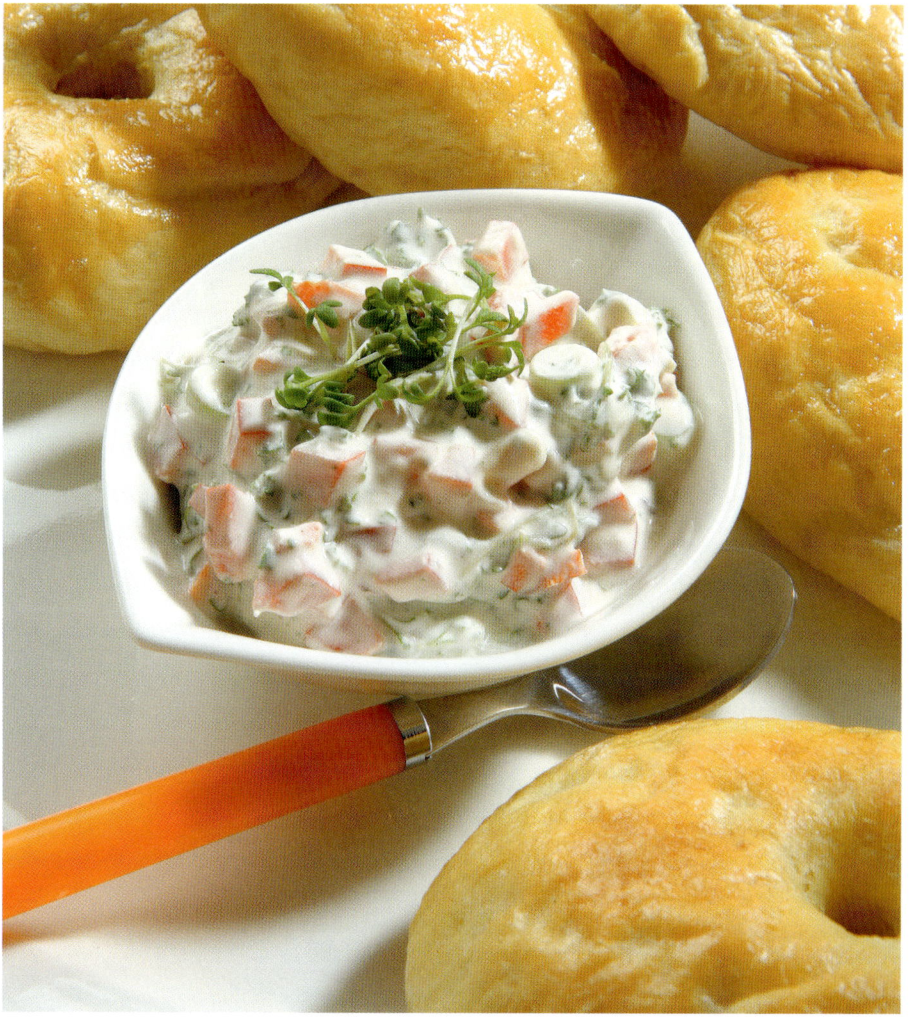

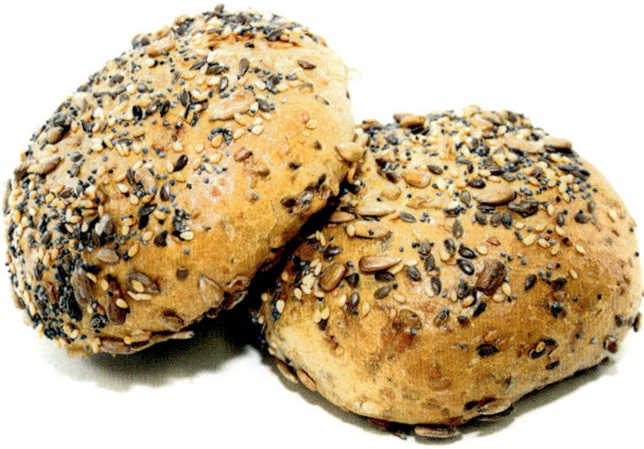

Paprika-Geflügel-Burger

geht schnell

Zutaten für 1 Portion
1 Vollkornbrötchen
1 TL Meerrettich
1 EL Quark, 20 % Fett
1 kleine Paprikaschote
1 Scheibe Geflügelmortadella
150 g Dickmilch mit Frucht, 10 % Fett
Zubereitungszeit: 10 Minuten

Zubereitung

Das Brötchen durchschneiden und beide Hälften mit Meerrettich und Quark bestreichen.

Die Paprika waschen, putzen und in Streifen schneiden. Zusammen mit der Wurst auf eine Brötchenhälfte legen und zudecken.

Dazu die Dickmilch trinken.

Eine Portion enthält:
418 kcal
18,1 g Eiweiß
18,2 g Fett
435 g Kohlenhydrate

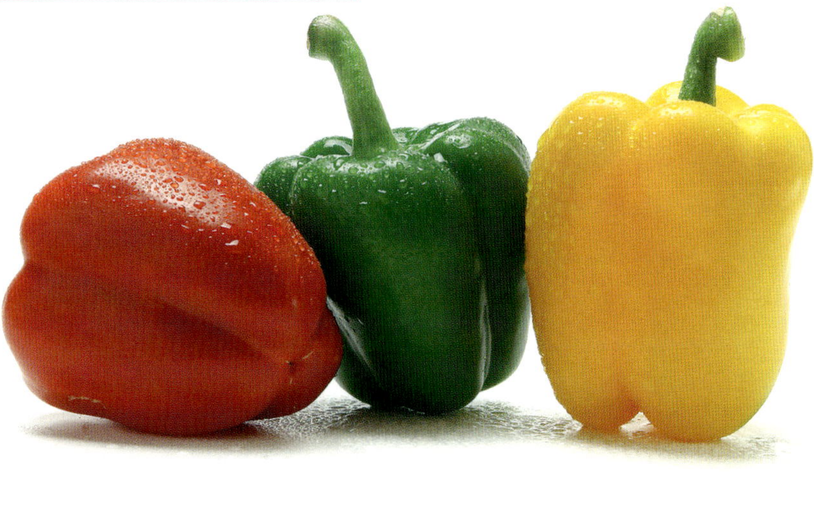

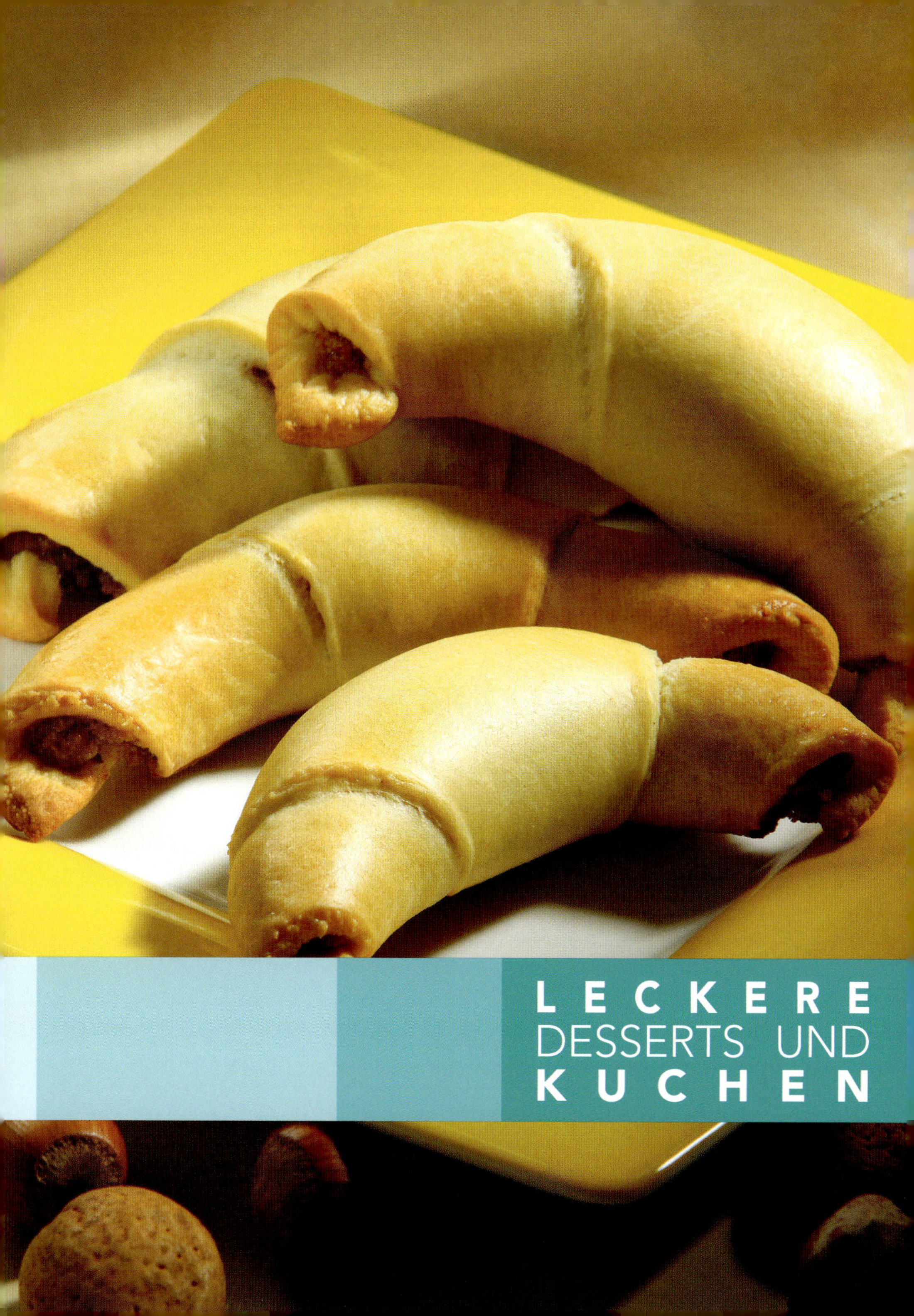

LECKERE DESSERTS UND KUCHEN

Der krönende Abschluss eines Essens ist das Dessert. Probieren Sie unsere köstlichen warmen und kalten Nachspeisen, die nicht nur gut schmecken, sondern Sie auch mit vielen wichtigen Nährstoffen und Vitaminen versorgen.

Oder genießen Sie einen gehaltvollen Müsliriegel oder ein leckeres Stück Kuchen für den kleinen Hunger zwischendurch.

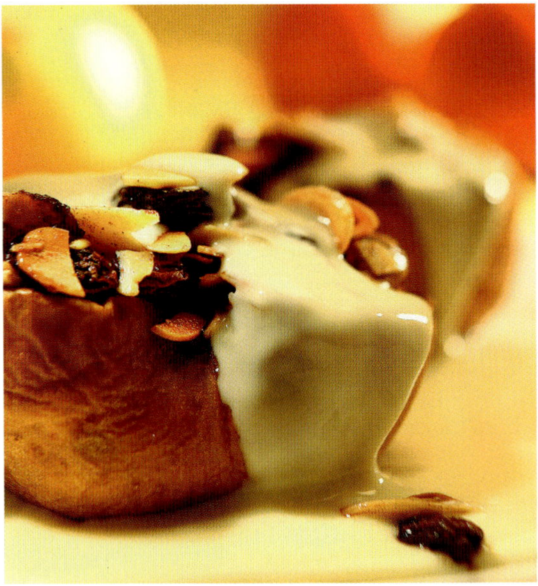

Bratapfel mit Vanillesoße

für Gäste

Zutaten für 1 Portion
Für den Bratapfel:
1 Boskop-Apfel
2 EL geh. Haselnüsse
2 EL Korinthen
1 TL Honig
Zimt
Schale einer ungespritzten Zitrone
Saft einer ½ Zitrone
20 g Butterflocken
Für die Vanillesoße:
80 ml Milch, 3,5 % Fett
20 ml Sahne, mind. 30 % Fett
3 g Vanillepuddingpulver oder Maisstärke
Zucker bzw. Traubenzucker
Vanillezucker
Vanilleschote

Zubereitungszeit: 25 Minuten
Backzeit: 20–30 Minuten

Zubereitung

Den Apfel gründlich waschen, das Kerngehäuse ausstechen und in eine Auflaufform setzen.

Nüsse, Korinthen, Honig, Zitronenschale, Zitronensaft, Zimt miteinander vermischen und in den Apfel füllen. Butterflocken auf den Apfel setzen.

Abbacken bei ca. 180 °C für ca. 20–30 Minuten.

Für die Vanillesoße die Milch mit der Sahne mischen und einen Teil im Topf zum Kochen bringen. In der restlichen Milch das Puddingpulver anrühren und in die kochende Milch einrühren.

Vanilleschote seitlich aufritzen und das Mark herauskratzen. Mit Vanillemark, Zucker, Vanillezucker die Soße abschmecken.

Den Bratapfel heiß mit warmer Vanillesoße servieren.

Eine Portion enthält:

626 kcal
6,5 g Eiweiß
37,8 g Fett
62,6 g Kohlenhydrate

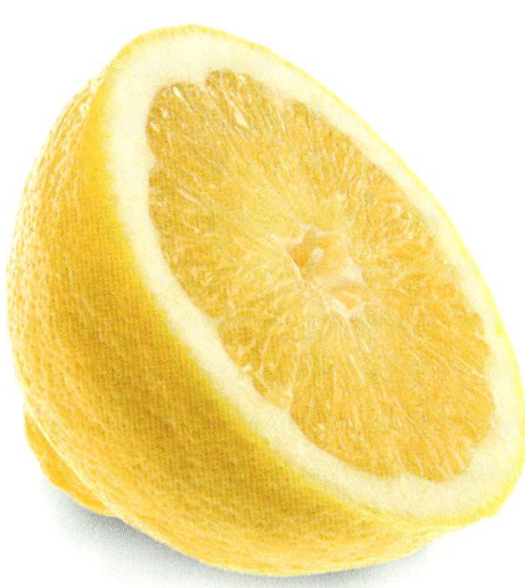

Beerenquark

gelingt leicht

Zutaten für 1 Portion
120 g Speisequark, 20 % oder 40 % Fett
60 ml Zusatznahrung
1 TL Rapsöl
10 g Energiekonzentrat
1 Pck. Vanillezucker
1 TL Honig
50 g Erdbeeren
50 g Himbeeren
etwas Zitronensaft
evtl. Pfefferminze oder Zitronenmelisse
Zubereitungszeit: 10 Minuten

Zubereitung

Quark, Zusatznahrung, Öl, Energiekonzentrat, Vanillezucker und Honig cremig rühren. Die Beeren putzen und waschen, große Erdbeeren halbieren oder vierteln.

Die Früchte unter den Quark heben, mit Zitronensaft abschmecken und servieren, evtl. mit einem Blatt Pfefferminze oder Zitronenmelisse garnieren.

Eine Portion enthält:

320 kcal
21,2 g Eiweiß
10,2 g Fett
33,5 g Kohlenhydrate

Heidelbeer-Pfannkuchen

braucht etwas Zeit

Zutaten für 1 Portion
70 g Weizenvollkornmehl
80 g Joghurt, natur, 3,5 % Fett
10 g Eiweißkonzentrat
fluoridiertes Jodsalz
1 EL Blütenhonig
50 g Heidelbeeren
Zitronensaft
1 TL Rosinen
1 gestr. EL Diätmargarine
Zimtzucker

Zubereitungszeit: 20 Minuten
Gehzeit: mind. 3 Stunden

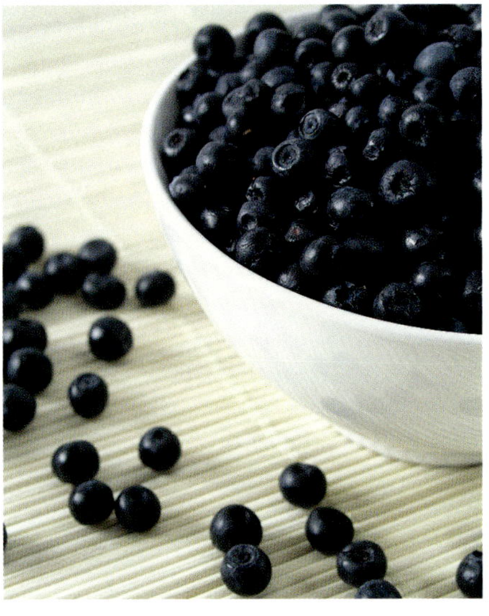

Zubereitung

Das Mehl mit dem Joghurt, Eiweißkonzentrat, 1 Prise Salz und Honig zu einem dickflüssigen Teig verrühren. Wenn er zu fest ist, etwas Mineralwasser zugeben. Den Teig etwa 3 Stunden oder über Nacht ruhen lassen.

Die Heidelbeeren waschen und verlesen. Zusammen mit etwas Zitronensaft und Rosinen zum Teig geben und vorsichtig unterheben.

Margarine in einer Pfanne schmelzen, den Teig hineingeben und einen dicken Pfannkuchen backen. Mit Zimtzucker servieren.

Eine Portion enthält:
494 kcal
19,9 g Eiweiß
17,1 g Fett
63,2 g Kohlenhydrate

Tipps & Hinweise

Die Mehlmenge aufteilen in einen Teil Vollkornmehl und einen Teil helles Weizenmehl. Dadurch wird der Teig nicht allzu fest.

Mineralwasser macht den Teig luftiger. Eventuell dem Teig auch eine Prise Backpulver zufügen.

Himbeershake

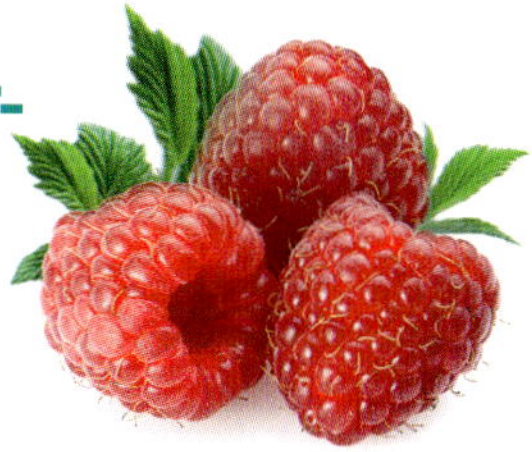

geht schnell

Zutaten für 1 Portion
3 EL Himbeersirup
2 EL Kaffeesahne, 10 % Fett
1 gehäufter EL Himbeereis
100–150 ml Mineralwasser
1 gehäufter EL Vanille-Eis
2 EL geschlagene Sahne
1 EL frische Himbeeren
Zubereitungszeit: 10 Minuten

Zubereitung

In ein hohes Becherglas zuerst den Himbeersirup geben, Kaffeesahne und Himbeereis hinzufügen und nach Belieben mit Mineralwasser auffüllen und pürieren.

Vanille-Eis dazugeben und den Drink mit Sahne und Himbeeren garnieren. Mit Trinkhalm und Löffel servieren.

Eine Portion enthält:
378 kcal
6,1 g Eiweiß
20, g Fett
42,7 g Kohlenhydrate

Erdbeer-Joghurt-Mix

gelingt leicht

Zutaten für 1 Portion
100 g Joghurt, natur, 3,5 % Fett
1 EL Sahne
15 g Energiekonzentrat (z. B. Resource Meritene Protein, Waldbeere)
50 ml eiweißreiche Zusatznahrung
2 TL Honig
60 g Erdbeeren
1 Spritzer Zitronensaft
Zubereitungszeit: 10 Minuten

Zubereitung

Joghurt mit Sahne, Energiekonzentrat, Zusatznahrung und Honig vermischen.

Die Erdbeeren waschen, putzen und mit einem Spritzer Zitronensaft pürieren. Das Erdbeermus unter die Joghurtmasse rühren.

Eine Portion enthält:
297 kcal
9,3 g Eiweiß
14,4 g Fett
31,5 g Kohlenhydrate

Schokoladensuppe mit Schneeklößchen

einfach köstlich

Zutaten für 2 Portionen
Für die Suppe:
½ l Milch, 3,5 % Fett
30 g Kakaopulver, schwach entölt
15 g Maisstärke
2 EL Energiekonzentrat
30 g Zucker
30 g Schlagsahne, 30 % Fett
1 Eigelb
Für die Klößchen:
1 Eiklar
10 g Zucker
Zubereitungszeit: 25 Minuten

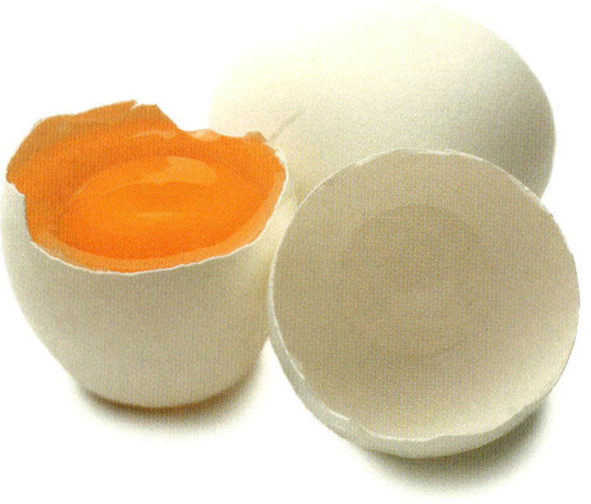

Zubereitung

Einen Teil der Milch zum Kochen bringen. In der restlichen Milch Kakaopulver, Maisstärke und Energiekonzentrat einrühren und in die kochende Milch einrühren. Zucker und Sahne dazugeben. Herd auf minimale Hitze einstellen.

Eigelb gut verquirlen und vorsichtig in die Schokoladensuppe legieren. Die Suppe **nicht** nochmals zum Kochen bringen.

Das Eiklar steif schlagen und den Zucker dabei einrieseln lassen. Wasser mit Zucker zum Kochen bringen.

Mit zwei Teelöffeln Klößchen vom Eischnee abstechen und ins Zuckerwasser geben. Ca. 5–10 Minuten garen lassen.

Die Suppe mit je zwei Schneeklößchen servieren.

Eine Portion enthält:
450 kcal
16,3 g Eiweiß
21,1 g Fett
48,5 g Kohlenhydrate

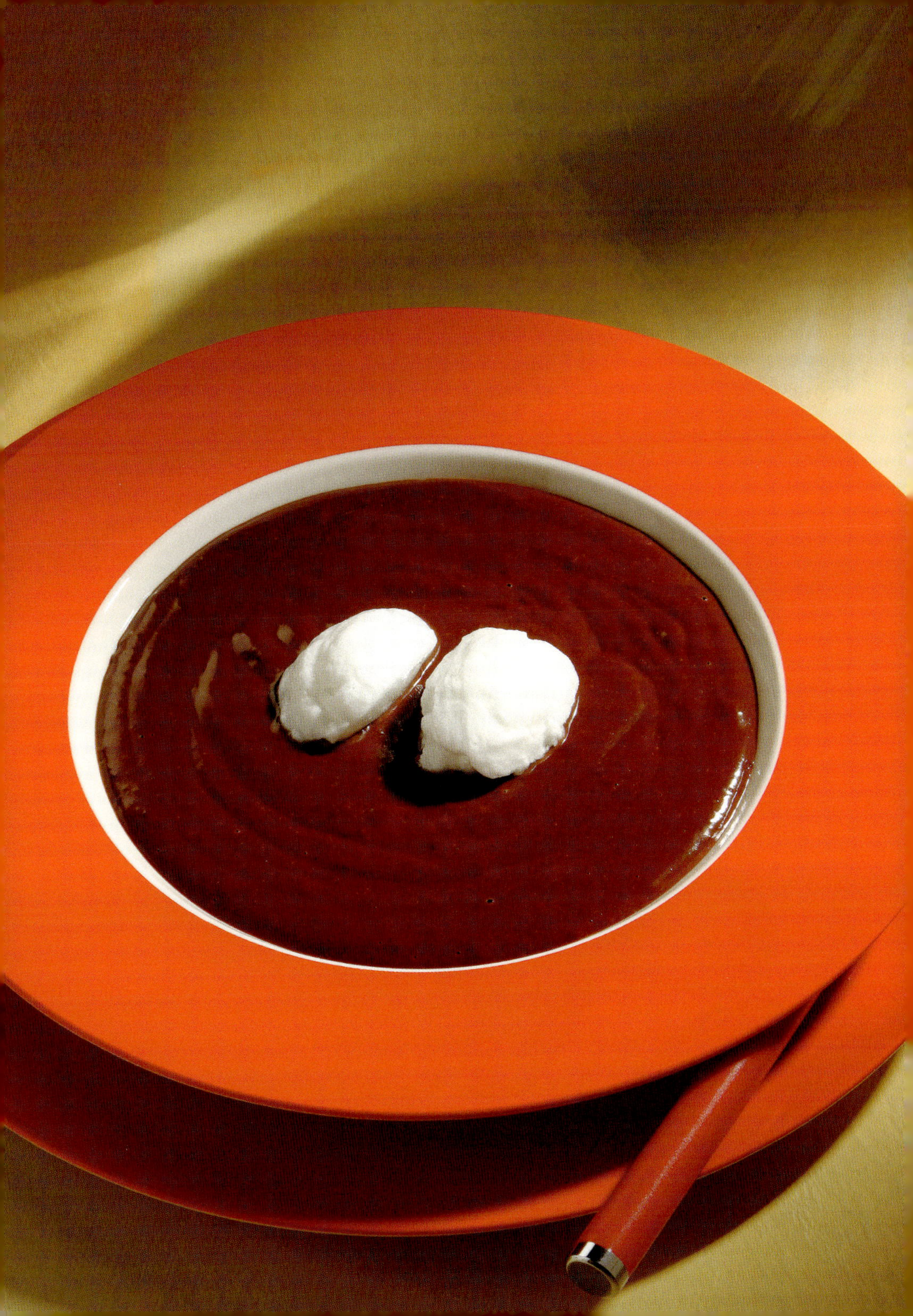

Orientalischer Obstsalat

gut vorzubereiten

Zutaten für 1 Portion
½ Apfel
1 Mandarine
15 g Datteln
15 g Feigen
10 g getrocknete Aprikosen
2 TL Honig
Zitronensaft
evtl. etwas Cointreau
1 TL geh. Haselnüsse

Zubereitungszeit: 15 Minuten
Marinierzeit: 1 Stunde

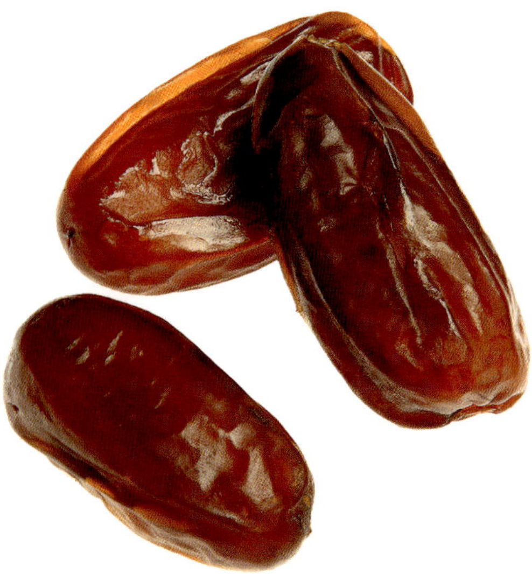

Zubereitung

Den Apfel waschen, das Kerngehäuse entfernen und das Fruchtfleisch in gefällige Stücke schneiden.

Die Mandarine schälen, gründlich putzen und in Würfel schneiden.

Die Datteln entsteinen und in kleine Stücke schneiden, die Feigen und Aprikosen ebenfalls klein schneiden.

Alles zusammen in eine Schüssel geben.

Den Honig mit Zitronensaft, Cointreau und Wasser glatt rühren. Die Marinade über das Obst gießen und alles zugedeckt etwa 1 Stunde ziehen lassen.

Zum Servieren die Haselnüsse darüberstreuen.

Eine Portion enthält:

206 kcal
2,3 g Eiweiß
3,8 g Fett
39,1 g Kohlenhydrate

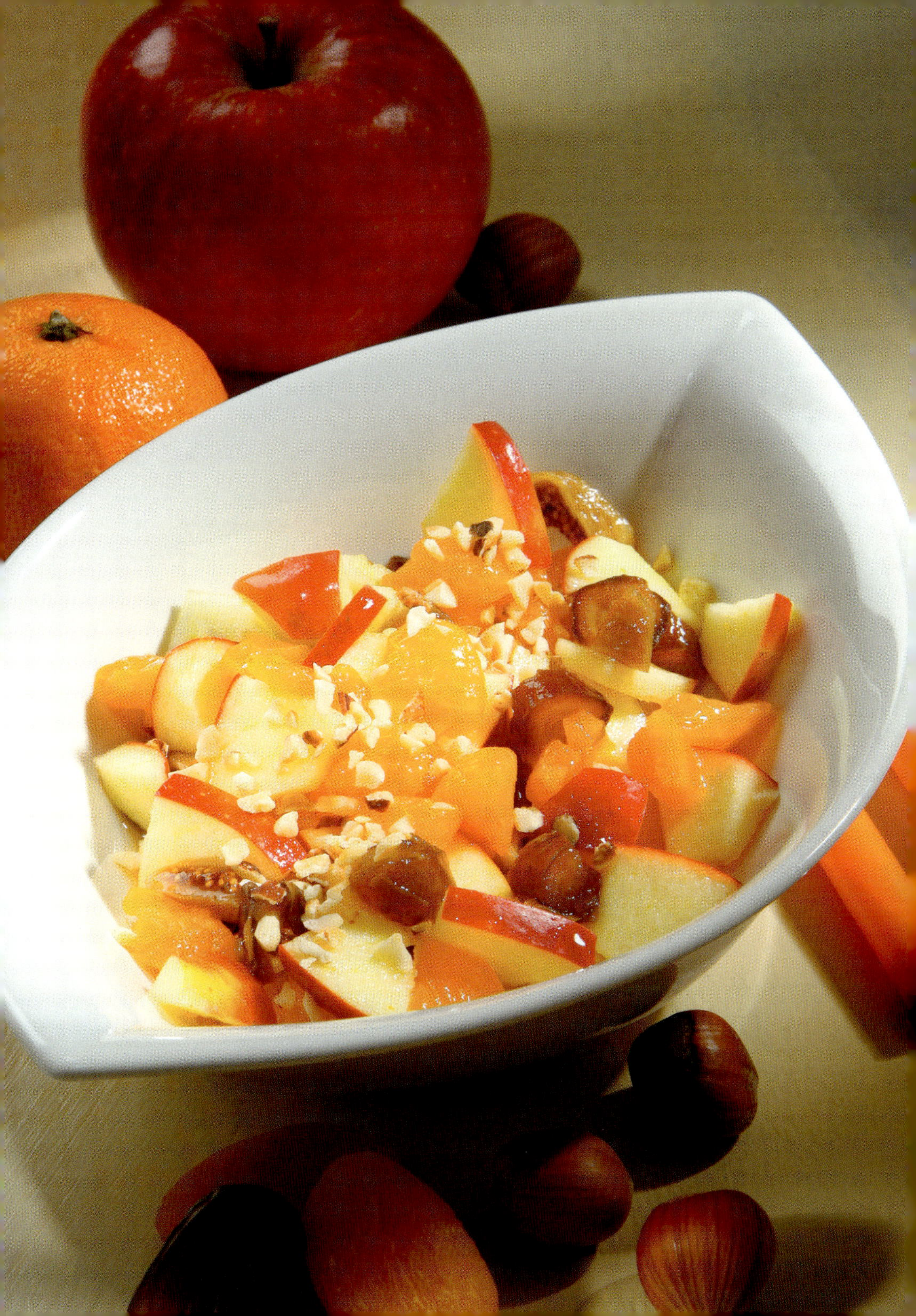

Buttermilchgelee

gut vorzubereiten

Zutaten für 1 Portion
1 Blatt Gelatine
1 TL Rum
etwas Zitronensaft
150 ml Buttermilch
1 EL Puderzucker
10 g Eiweißkonzentrat
3 EL Sahne
2 EL Himbeersirup
Zubereitungszeit: 10 Minuten Kühlzeit: 3 Stunden

Zubereitung

Gelatine in kaltem Wasser einweichen, dann ausdrücken. Rum mit Zitronensaft erwärmen, die Gelatine darin vorsichtig auflösen.

Buttermilch mit gesiebtem Puderzucker und Eiweißkonzentrat verrühren und mit der aufgelösten Gelatine gut vermischen. Die Creme kühl stellen.

Mit Himbeersirup servieren.

Eine Portion enthält:
321 kcal
16,1 g Eiweiß
9,9 g Fett
37,7 g Kohlenhydrate

Möhren-Nuss-Creme

gelingt leicht

Zutaten für 1 Portion
100 g Möhren
fluoridiertes Jodsalz
50 g Walnüsse
50 g Crème fraîche oder Schmand
100 g Joghurt, natur, 3, 5 % Fett
15 g Energiekonzentrat
1 EL Honig
½ TL Orangenschale
Zubereitungszeit: 20 Minuten

Zubereitung

Möhren schälen, waschen und grob zerkleinern. In wenig Salzwasser dünsten. Die Walnüsse mit einem Blitzhacker oder Pürierstab zerkleinern.

Möhren, Crème fraîche, Joghurt, Energiekonzentrat und Honig zu den Nüssen geben. Alles mixen, bis es cremig ist, dann mit Salz und Orangenschale würzen.

Eine Portion enthält:
683 kcal
12,8 g Eiweiß
53,6 g Fett
37,5 g Kohlenhydrate

Bananen-Sahne-Creme

gelingt leicht

Zutaten für 4 Portionen
3 Bananen
Saft einer halben Zitrone
4 Eigelb
50 g Puderzucker
1 Pck. Vanillezucker
⅛ l Milch, 3,5 % Fett
6 Blatt Gelatine
¼ l Sahne
Zubereitungszeit: 20 Minuten

Zubereitung

Die geschälten Bananen pürieren, mit dem Zitronensaft gut vermischen, zudecken und in den Kühlschrank stellen.

Die Milch erhitzen. Die Gelatine einweichen.

Die Eigelbe mit Puder- und Vanillezucker so lange rühren, bis die Masse weißlich wird. Nach und nach unter Rühren die heiße Milch zugeben.

Die Creme in einem kalten Wasserbad so lange schlagen, bis sie dicklich wird.

Die ausgequollene Gelatine und das Bananenpüree sorgfältig unterrühren.

Die Creme ganz erkalten lassen, bis sie beginnt zu gelieren, dann die Sahne steif schlagen und unterziehen.

Creme in Gläser füllen und gut gekühlt servieren.

Eine Portion enthält:
422 kcal
8,7 g Eiweiß
27,2 g Fett
38 g Kohlenhydrate

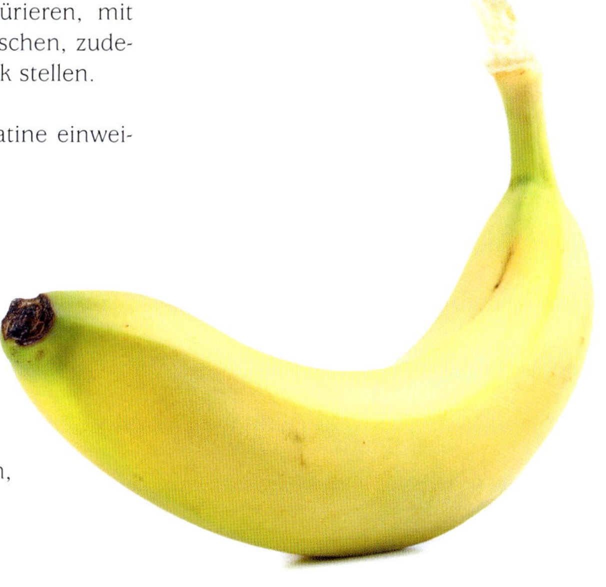

Bananenflip

geht schnell

Zutaten für 2 Portionen
200 ml Milch, 3,5 % Fett
200 ml Zusatznahrung (z. B. Resource Meritene Protein, Vanille)
2 Eigelb
2 EL Sahne
1 Banane
1 EL Honig
abgeriebene Schale von ½ Zitrone
4 Eiswürfel
Zubereitungszeit: 10 Minuten

Zubereitung

Alle Zutaten mit Ausnahme der Eiswürfel in eine Schüssel geben und pürieren.

Das Eis in einem Crusher zerkleinern und auf zwei große Gläser verteilen.

Den Bananenmix darüber gießen und mit einem Trinkhalm servieren.

Eine Portion enthält:

358 kcal
17,6 g Eiweiß
16,6 g Fett
34 g Kohlenhydrate

Krokantcreme

für Gäste

Zutaten für 1 Portion
2 TL Zucker
2 EL gehackte Mandeln (20 g)
3 EL Sahne
150 ml Zusatznahrung (z. B. Resource Meritene Protein, Vanille)
1 EL Maisstärke
2 TL Honig
Zubereitungszeit: 15 Minuten

Zubereitung

Den Zucker in einem Topf geben, erwärmen und bei mäßiger Hitze karamellisieren. Die gehackten Mandeln unterrühren.

Sahne mit der Zusatznahrung mischen und in einem weiteren Topf zum Kochen bringen, mit Maisstärke binden und mit Honig süßen.

Den Krokant unter die Sahnemischung rühren und die Creme servieren.

Eine Portion enthält:

533 kcal
4,6 g Eiweiß
29,6 g Fett
54,8 g Kohlenhydrate

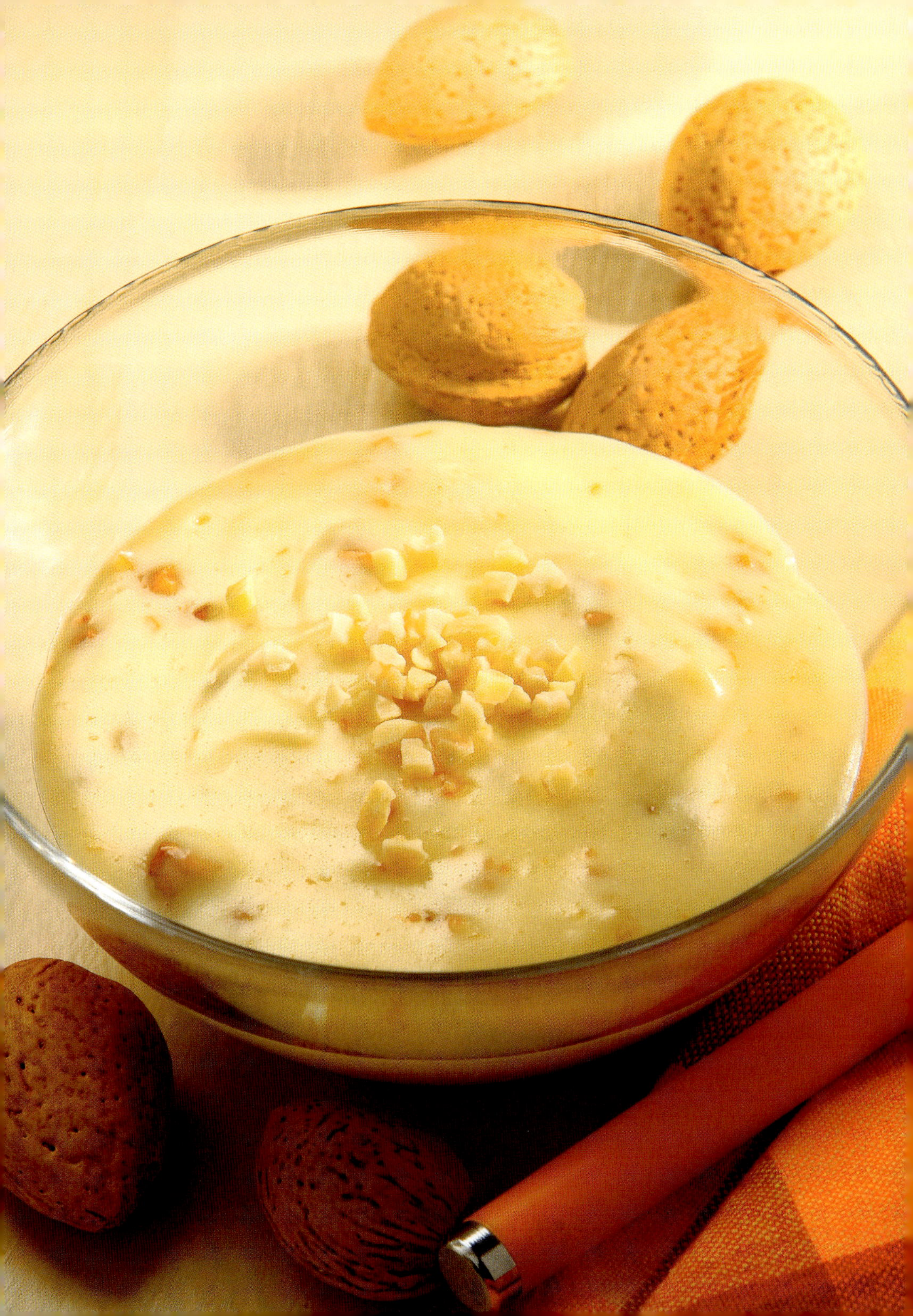

Müsliriegel

gut vorzubereiten

Zutaten für 12 Stück
100 g Haferfleks mit Kleie
100 g Haferflocken
50 g geh. Mandeln
20 g Pinienkerne
50 g Sonnenblumenkerne
60 g Energiekonzentrat
2 gestr. EL Diätmargarine
50 g Honig
30 g brauner Zucker
1 EL Zitronensaft
Zubereitungszeit: 10 Minuten **Backzeit: 10–15 Minuten**

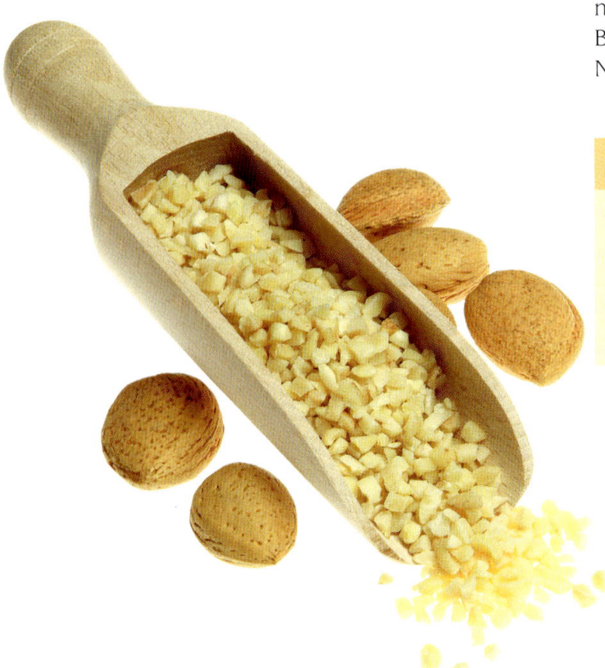

Zubereitung

Den Backofen auf 150 °C (Umluft 130 °C, Gas Stufe 1) vorheizen.

Haferfleks, Haferflocken, Mandeln, Pinien-, Sonnenblumenkerne und Energiekonzentrat gut vermischen.

In einem Topf Margarine, Honig, Zucker und Zitronensaft unter ständigem Rühren erhitzen, bis sich die Zutaten bräunlich färben.

Die trockenen Zutaten zugeben und alles zusammen einige Minuten erhitzen. Die Masse **sofort** auf einem Backblech verteilen, am besten mit einem Nudelholz zu einem großen Rechteck ausrollen.

Die Müsliriegelmasse 10–15 Minuten im Backofen „trocknen". Danach herausnehmen, etwas abkühlen lassen und nach Belieben schmale Riegel schneiden. Über Nacht auskühlen lassen.

Eine Portion enthält:
183 kcal
3,8 g Eiweiß
8,9 g Fett
21,9 g Kohlenhydrate

Mohntaschen

braucht etwas Zeit

Zutaten für 12 Stück
Für den Teig:
150 g Weizenmehl
125 g Diätmargarine
125 g Speisequark, 20 % Fett
fluoridiertes Jodsalz
1 Ei zum Bestreichen
Für die Füllung:
50 g geriebener Mohn
2 EL Johannisbeermarmelade
80 ml Milch, 3,5 % Fett
150 g Puderzucker
50 g Eiweißkonzentrat
etwas Saft und abgeriebene Schale 1 unbehandelten Zitrone
1 EL Rum
1 TL Zimt

Zubereitungszeit: 25 Minuten
Gehzeit: 1 Stunde
Backzeit: 30 Minuten

Zubereitung

Mehl, Margarine, Quark und Salz gut vermischen und rasch zu einem Teig verkneten. Im Kühlschrank zugedeckt etwa 1 Stunde ruhen lassen.

In der Zwischenzeit für die Füllung Mohn, Marmelade, Milch, gesiebten Puderzucker, Eiweißkonzentrat, Zitronensaft, Zitronenschale, Rum und Zimt in einer Schüssel gut miteinander vermengen.

Den Backofen auf 180 °C (Umluft 160 °C, Gas Stufe 2–3) vorheizen.

Den Teig etwa 0,5 cm dick ausrollen und in zwölf gleich große Rechtecke schneiden. Die Füllung gleichmäßig aufstreichen. Das Ei aufschlagen und leicht verquirlen. Jeweils eine Längsseite der Teigrechtecke mit etwas Ei bestreichen, dann zuklappen und festdrücken. Mit dem Messer auf der Längsseite einige Male einschneiden und die Teigtaschen zu einem Halbkreis biegen.

Die Mohntaschen auf ein mit Backpapier belegtes Blech legen. Mit etwas Ei bestreichen und im Backofen etwa 30 Minuten backen.

Eine Portion enthält:
236 kcal
10,3 g Eiweiß
14,6 g Fett
15,9 g Kohlenhydrate

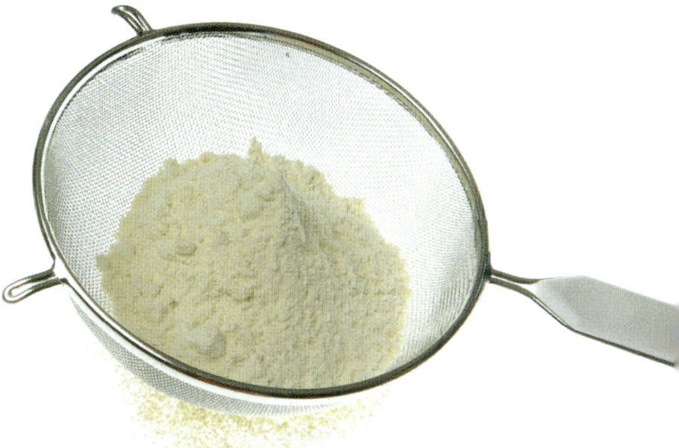

Gefüllte Nusshörnchen

braucht etwas Zeit

Zutaten für 12 Stück
Für den Teig:
70 ml Milch, 3,5 % Fett
1 TL Zucker
15 g Hefe
300 g Weizenmehl
50 g Zucker
½ Ei
75 g Butter oder Diätmargarine
1 Pr. Salz
etwas Milch zum Bestreichen
Für die Füllung:
100 g Butter oder Diätmargarine
100 g Honig
100 g gemahlene Nüsse oder Mandeln
2 EL Paniermehl
½ TL Zimt

Zubereitungszeit: 30 Minuten
Gehzeit: 30 Minuten
Backzeit: 20 Minuten

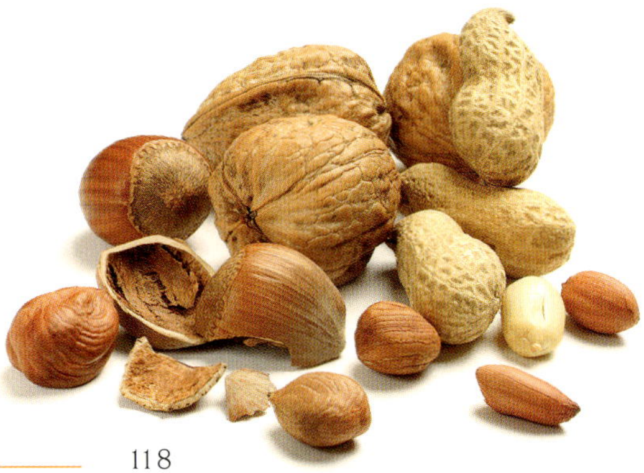

Zubereitung

Milch mit 1 TL Zucker erwärmen. Hefe in die warme Milch bröckeln und die Masse zugedeckt an einem warmen Ort ca. 15 Minuten gehen lassen.

In der Zwischenzeit Mehl in eine Schüssel sieben und eine Vertiefung eindrücken. Nun die gegangene Hefe mit der Milch in die Vertiefung gießen. Zucker, Ei, Butter in Flöckchen und Salz zugeben. Alles gut miteinander vermengen und verkneten, bis der Teig geschmeidig ist und Blasen wirft. Teig abdecken und an einem warmen Ort nochmals gehen lassen.

Den Backofen auf 180 °C (Umluft 150 °C, Gas Stufe 2–3) vorheizen.

Für die Füllung Butter verflüssigen, den Honig zugeben und anschließend die Mandeln, Paniermehl und Zimt einrühren. Den Teig ausrollen und gleichmäßige Dreiecke schneiden. In die Mitte der Dreiecke mit dem Löffel die Nussfüllung geben und Hörnchen aufrollen.

Ein Backblech mit Backpapier auslegen, die Hörnchen daraufsetzen und mit etwas Milch bestreichen. Im Backofen ca. 20 Minuten backen. Hörnchen rausnehmen und abkühlen lassen.

Ein Hörnchen enthält:
304 kcal
5,2 g Eiweiß
17,4 g Fett
31 g Kohlenhydrate

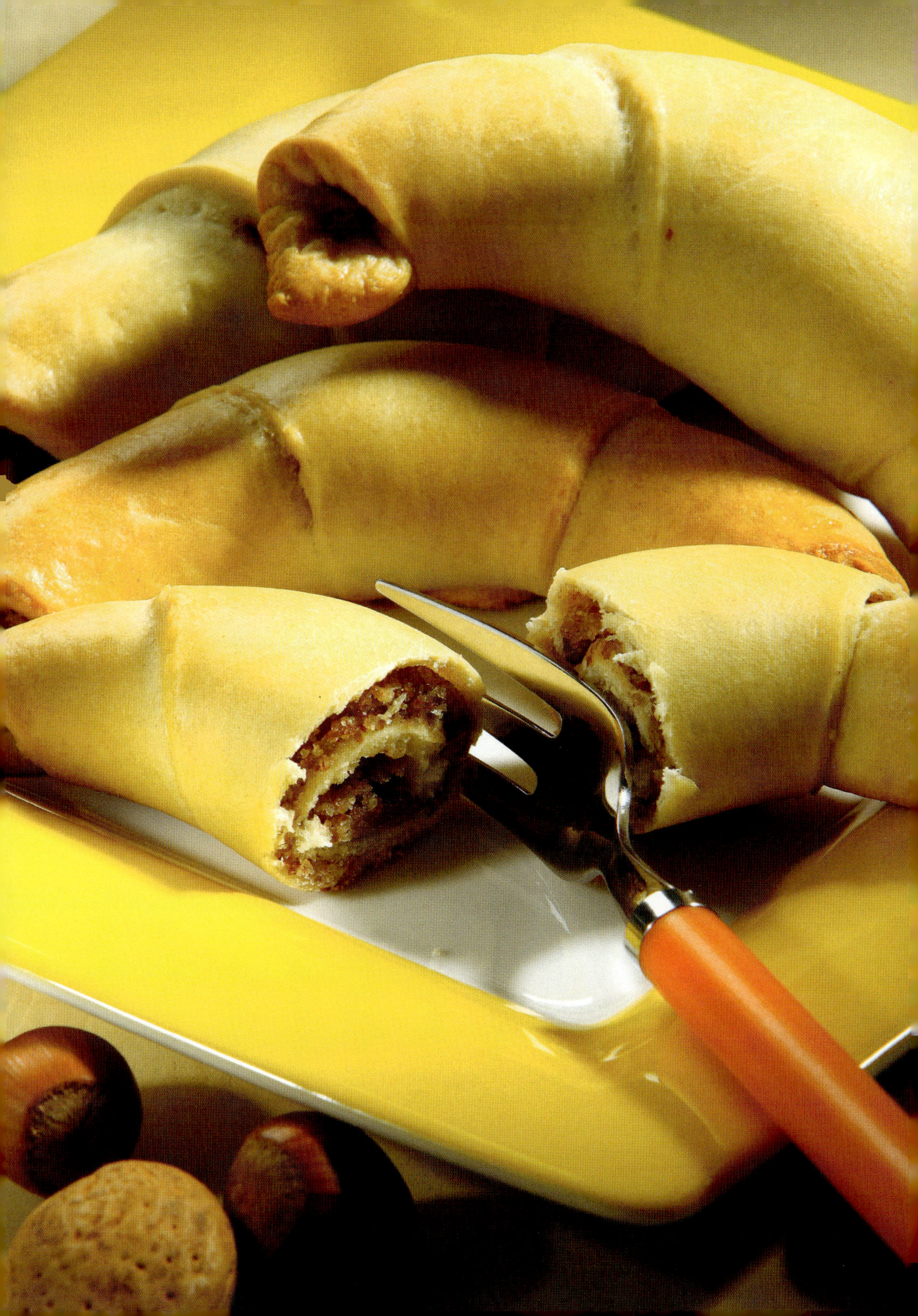

Hefezopf

gelingt leicht

Zutaten für 1 Zopf
200 g Weizenmehl
60 g Weizenvollkornmehl
4 g Trockenhefe
125–150 ml lauwarme Milch, 3,5 % Fett
60 g weiche Diätmargarine
1 Ei
1 Eigelb
4 EL Zucker
1 Pr. Salz
80 g Eiweißkonzentrat
½ TL fluoridiertes Jodsalz
Fett für das Blech
etwas Milch zum Bestreichen

Zubereitungszeit: 10 Minuten
Gehzeit: 30 Minuten
Backzeit: 45 Minuten

Zubereitung

Den Backofen auf 170 °C (Umluft 150 °C, Gas Stufe 2) vorheizen.

Die Mehle mit der Trockenhefe vermengen. Lauwarme Milch, weiche Margarine, Ei, Eigelb, Zucker, Eiweißkonzentrat und Salz hinzufügen. Den Teig kneten, bis er Blasen bildet, und für etwa 30 Minuten zugedeckt an einem warmen Ort gehen lassen.

Danach den Teig nochmals kurz durchkneten, eine große Rolle formen und in drei gleich große Teile teilen. Drei Rollen formen und damit einen Zopf flechten.

Ein Blech einfetten oder mit Backpapier belegen. Den Zopf auf das Blech legen und nochmals gehen lassen.

Vor dem Backen den Zopf mit etwas Milch bepinseln. Etwa 45 Minuten backen.

Eine Portion enthält:
174 kcal
9,5 g Eiweiß
5,9 g Fett
20,5 g Kohlenhydrate

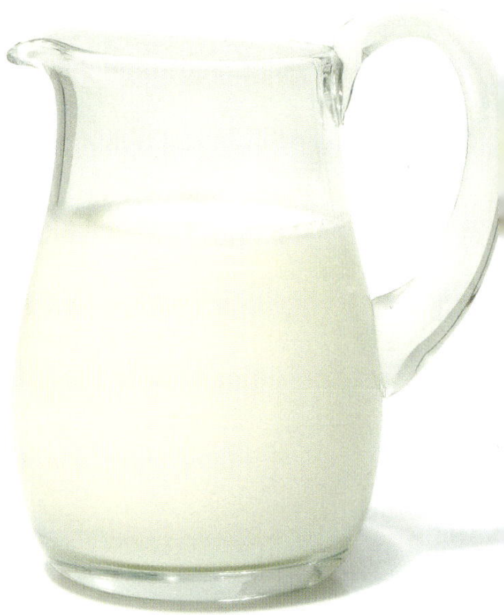

Kirschmuffins

gelingt leicht

Zutaten für 12 Muffins
Fett für die Form oder Muffinförmchen aus Papier
200 g Weizenmehl
1 TL Backpulver
70 g Eiweißkonzentrat
1 Msp. fluoridiertes Jodsalz
50 g entsteinte Kirschen
2 EL Zucker
15 g Schokoladenstreusel
4 EL Rapsöl
Zubereitungszeit: 15 Minuten **Backzeit: 20 Minuten**

Zubereitung

Die Vertiefungen einer Muffinform einfetten und bemehlen oder mit Muffinförmchen auslegen.

Den Backofen auf 180 °C (Umluft 160 °C, Gas Stufe 2–3) vorheizen.

Das Mehl mit Backpulver, Eiweißkonzentrat und Salz in einer Schüssel mischen.

Die Kirschen klein schneiden und dazugeben. Dann Zucker, Schokoladenstreusel, Öl und 6–7 EL Wasser hinzufügen. Alles gut miteinander vermischen, so dass ein geschmeidiger Teig entsteht.

Den Teig in die Muffinförmchen füllen und etwa 20 Minuten backen. Die fertigen Muffins kurz in der Form ruhen lassen, dann herauslösen und auf dem Rost auskühlen lassen.

Eine Portion enthält:
142 kcal
6,9 g Eiweiß
5,6 g Fett
15,6 g Kohlenhydrate

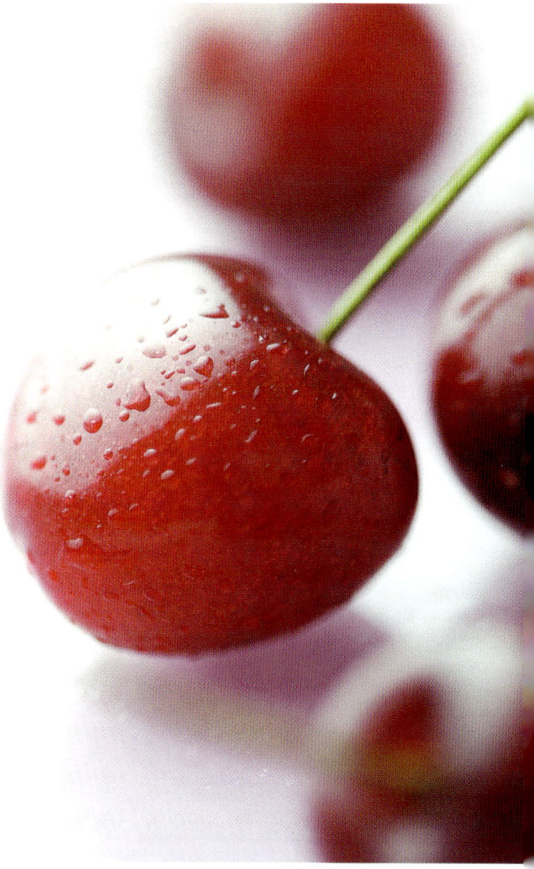

Pfirsichkuchen

für Gäste

Zutaten für 10 Portionen
180 g Diätmargarine
80 g Puderzucker
1 Pck. Vanillezucker
60 g Eiweißkonzentrat
5 Eier, getrennt
80 g Zucker
1 Pr. fluoridiertes Jodsalz
250 g Weizenmehl
½ Pck. Backpulver
500 g Pfirsiche, aus der Dose
Fett für das Blech
Zubereitungszeit: 20 Minuten **Backzeit: 50 Minuten**

Zubereitung

Den Backofen auf 180 °C (Umluft 160 °C, Gas Stufe 2–3) vorheizen.

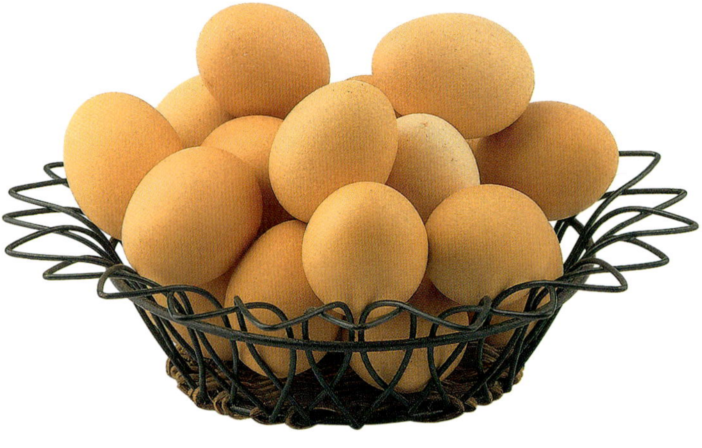

Margarine mit Puderzucker, Vanillezucker und Eiweißkonzentrat schaumig rühren. Nach und nach das Eigelb dazugeben und zu einer cremigen Masse schlagen.

Eiweiß mit dem Zucker und etwas Salz steif schlagen. Das Mehl mit dem Backpulver mischen und sieben und abwechselnd mit dem Eischnee locker unter die Eigelbmasse heben.

Die Pfirsiche abseihen und in Spalten schneiden.

Ein Blech gut einfetten und mit Mehl bestäuben oder mit Backpapier auslegen. Den Teig auf das Blech streichen und mit den Pfirsichspalten belegen. Etwa 50 Minuten backen.

Eine Portion enthält:
375 kcal
12 g Eiweiß
18,2 g Fett
40,7 g Kohlenhydrate

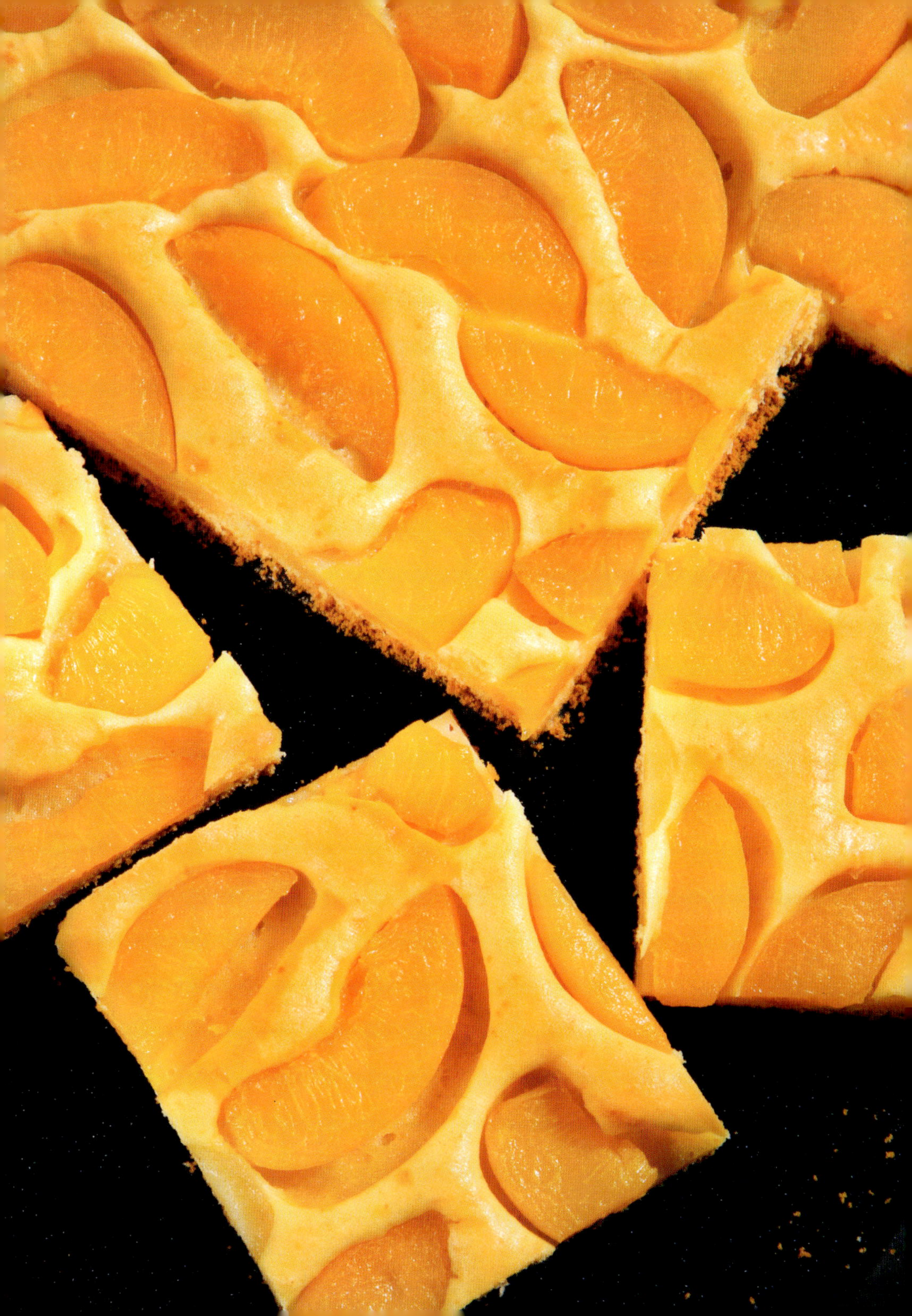

Rat und Tat

Wichtige Adressen

ananke
Beratungsstelle für Essstörungen und psychosomatische Erkrankungen
Agnes-Bernauer-Straße 67
80687 München
Tel. 089/54 64 57 47
Fax: 089/54 64 57 45
www.ananke-beratungsstelle.de

Cinderella
Beratungsstelle für Essstörungen des Aktionskreises für Ess- und Magersucht e. V.
Westendstraße 35
80339 München
Tel. 089/502 12 12
Fax 089/502 25 75
E-Mail: cinderellaberatg@aol.com
www.cinderella-rat-bei-essstoerungen.de

Dick und Dünn e. V.
Beratungszentrum bei Ess-Störungen
Innsbrucker Str. 37
10825 Berlin
Tel. 030/854 49 94
Fax 030/854 84 42
E-Mail: dick-und-duenn@freenet.de
www.dick-und-duenn-berlin.de

Die Brücke, Beratungs- und Therapiezentrum e. V.
Walddörferstraße 337
22047 Hamburg
Tel. 040/668 36 36
Fax 040/668 29 73
E-Mail: info@bruecke-online.de
www.bruecke-online.de

Buchtipps

Herbert Backmund, Monika Gerlinghoff:
Essen will gelernt sein: Ein Arbeits- und Rezeptbuch. Beltz 2007

Franziska Geissler:
Wie nehme ich zu? Ratgeber für Gewichtszunahme ohne Mehl und ohne Milch. Diwan 2004

Susanne Nowitzki-Grimm, Peter Grimm:
Mensch bist du dünn! Ein Programm für Leute, die gerne ein paar Kilo mehr auf die Waage bringen würden. Schneider Verlag 2005

Sven-David Müller und Katrin Raschke:
Das Kalorien-Nährwert-Lexikon. Schlütersche Verlagsgesellschaft 2004

Sven-David Müller, Klaudia Pütz:
Gesund zunehmen! Droemer Knaur 2003

Autoreninfo

Sven-David Müller ist Diätassistent und Diabetesberater der Deutschen Diabetes Gesellschaft und erster Vorsitzender des Deutschen Kompetenzzentrums Gesundheitsförderung und Diätetik e. V. Er lebt und arbeitet in Berlin.

Sven-David Müller blickt auf zehn Jahre klinische Tätigkeit als Diätassistent und Diabetesberater zurück. Er beschäftigt sich seit 15 Jahren mit dem Problem Untergewicht und der Energietherapie bei Essstörungen, Krebserkrankungen und Mangelernährung.

Sven-David Müller ist im gesamten deutschsprachigen Raum als Buchautor und Vortragender bekannt. Aus seiner Feder stammen mehr als 45 Bücher, die in neun Sprachen übersetzt und in einer Auflage von über einer Million Exemplaren erschienen sind. Regelmäßig ist er Interviewgast bei Rundfunk- und Fernsehsendungen. Seit Oktober 2003 moderiert er in Leipzig das Fernsehmagazin *GesundZeit*. Außerdem ist er Ernährungsexperte der Zeitschriften *Fit for fun*, *Mini*, *Illu der Frau* und *Frau von heute*.

Im Jahre 2005 erhielt er für seine Verdienste um die Ernährungs- und Diabetesaufklärung das Bundesverdienstkreuz.

Christiane Weißenberger ist Diätassistentin und Diabetesassistentin der Deutschen Diabetesgesellschaft. Bis zur Geburt ihres ersten Kindes arbeitete sie in verschiedenen Kliniken. Zuletzt war sie in einer diabetologischen und nephrologischen Schwerpunktpraxis in Würzburg beschäftigt. Dort war sie für die Ernährungs- und Diätberatungen, die Diabetikergruppenschulungen sowie die Ernährungsstunden in einem achtmonatigen Gewichtsreduktionsprogramm zuständig. Weiterhin führte sie regelmäßige Lehrküchenveranstaltungen durch. Nach einem Jahr Elternzeit ist sie seit Januar 2008 wieder als Teilzeitkraft im Dialysezentrum Würzburg tätig.

Zusammen mit Sven-David Müller hat sie eine Vielzahl an Büchern herausgegeben.

Register

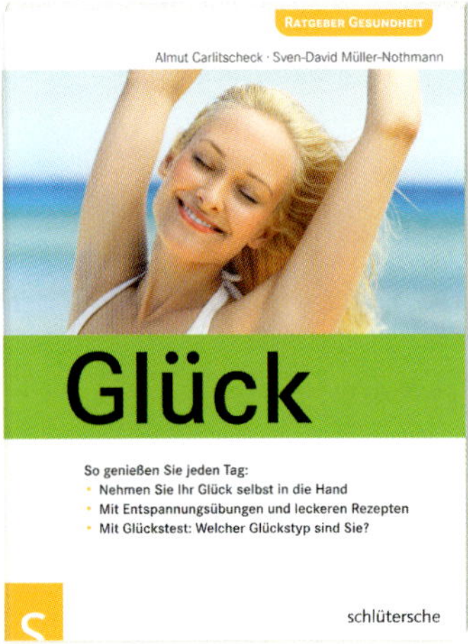

Almut Carlitschek · Sven-David Müller-Nothmann

Glück

So genießen Sie jeden Tag:

- Nehmen Sie Ihr Glück selbst in die Hand
- Mit Entspannungsübungen und leckeren Rezepten
- Mit Glückstest: Welcher Glückstyp sind Sie?

120 Seiten, 74 Farbfotos
15,5 x 21 cm, Klappenbroschur
ISBN 978-3-89993-548-6
€ 11,90

Dieses Buch bringt das Glück in Ihren Alltag! Ganz konkret!

Denn jeder kann sein Glück in die Hand nehmen: Sorgen Sie dafür, dass Sie sich wohl fühlen und kümmern Sie sich gut um sich selbst – das ist der erste Schritt. Dann lernen Sie, Ihr Glück wahrzunehmen.

Mit vielen Anregungen und praktischen Übungen hilft Ihnen dieser Ratgeber dabei. Er lässt Sie das Glück sogar schmecken; denn auch Essen macht glücklich. Die leckeren Rezepte laden zum Genießen ein. Dazu gibt es viele praktische Ernährungstipps. Ein Buch, das alle Sinne anspricht und emotional berührt.

„Die eigentliche Stärke des Buches sind die einfachen praktischen Tipps zu mehr Wohlgefühl. Die sogenannten Glücksübungen, die genau genommen Rezepte für mehr Wohlgefühl sind, lassen sich leicht in den Alltag holen, ohne nun gleich mit Esoterik vertraut sein zu müssen."
Thüringer Allgemeine